Zwangsstörung

Fortschritte der Psychotherapie
Band 92

Zwangsstörung

Prof. Dr. Tanja Endrass, Prof. Dr. Andrea S. Hartmann

Die Reihe wird herausgegeben von:

Prof. Dr. Martin Hautzinger, Prof. Dr. Tania Lincoln, Prof. Dr. Jürgen Margraf,
Prof. Dr. Winfried Rief, Prof. Dr. Brunna Tuschen-Caffier

Die Reihe wurde begründet von:

Dietmar Schulte, Klaus Grawe, Kurt Hahlweg, Dieter Vaitl

Tanja Endrass
Andrea S. Hartmann

Zwangsstörung

hogrefe

Prof. Dr. Tanja Endrass, geb. 1975. 1994–2000 Studium der Psychologie in Konstanz. 2000–2003 Wissenschaftliche Mitarbeiterin in der Arbeitsgruppe Klinische Psychologie und Psychotherapie an der Universität Konstanz. 2004 Promotion. 2003–2012 Post-Doc in der Arbeitsgruppe Klinische Psychologie an der Humboldt-Universität zu Berlin. 2009–2013 Ausbildung zur Psychologischen Psychotherapeutin (Verhaltenstherapie). 2013 Habilitation. 2012–2016 Wissenschaftliche Mitarbeiterin in der Arbeitsgruppe Neuropsychologie an der Universität Magdeburg. Seit 2016 Professorin für Suchtforschung an der Technischen Universität Dresden.

Prof. Dr. Andrea S. Hartmann, geb. 1982. 2001–2008 Studium der Psychologie in Basel. 2008–2010 Wissenschaftliche Mitarbeiterin in der Arbeitsgruppe Klinische Psychologie und Psychotherapie an der Universität Marburg. 2011 Promotion. 2008–2012 Ausbildung zur Psychologischen Psychotherapeutin (Verhaltenstherapie) mit Zusatzfachkunde in Kinder- und Jugendlichenpsychotherapie. 2011–2013 Post-Doc am Massachusetts General Hospital und am Department of Psychiatry der Harvard Medical School in Boston MA. 2013–2021 Juniorprofessorin für Klinische Psychologie und Psychotherapie an der Universität Osnabrück. 2016 Habilitation. Seit 2021 Professorin für Klinische Psychologie und Psychotherapie des Kindes- und Jugendalters an der Universität Konstanz.

Bibliografische Information der Deutschen Nationalbibliothek
Die Deutsche Nationalbibliothek verzeichnet diese Publikation in der Deutschen Nationalbibliografie; detaillierte bibliografische Daten sind im Internet über http://dnb.dnb.de abrufbar.

Hogrefe Verlag GmbH & Co. KG
Merkelstraße 3
37085 Göttingen
Deutschland
Tel. +49 551 999 50 0
Fax +49 551 999 50 111
info@hogrefe.de
www.hogrefe.de

Satz: Sabine Rosenfeldt, Hogrefe Verlag GmbH & Co. KG, Göttingen
Druck: mediaprint solutions GmbH, Paderborn
Printed in Germany
Auf säurefreiem Papier gedruckt

1. Auflage 2024

(E-Book-ISBN [PDF] 978-3-8409-3132-1; E-Book-ISBN [EPUB] 978-3-8444-3132-2)
ISBN 978-3-8017-3132-8
https://doi.org/10.1026/03132-000

Inhaltsverzeichnis

Karte

1 Beschreibung der Zwangsstörung

1.1 Einführung und Symptome

Die Zwangsstörung ist eine schwere psychische Störung. Betroffene geben häufig an, dass sie sich gezwungen fühlen, bestimmte Verhaltensweisen (z.B. wiederholtes Kontrollieren des Backofens, häufiges Händewaschen, mentales Beten) auszuführen. In der Regel dienen die Verhaltensweisen dazu, befürchtete schlimmere Konsequenzen (z.B. ein Abbrennen des Hauses, ein Erkranken an einer schlimmen Krankheit) oder aufdringliche und wiederkehrende Gedanken (z.B. jemanden versehentlich zu verletzen) abzuwenden. Dies stellt auch schon das zentrale Muster der Zwangsstörung dar und steht im Zentrum kognitiv-behavioraler Störungsmodelle.

Die Zwangsstörung ist durch die Symptombereiche Zwangsgedanken und Zwangshandlungen charakterisiert. Die Inhalte und Themen der Zwangsstörung können sehr unterschiedlich sein. *Zwangsgedanken* sind als wiederkehrende und anhaltende Gedanken, Impulse oder Vorstellungen definiert, die als aufdringlich und ungewollt erlebt werden und Angst oder Unruhe auslösen (APA, 2015). Betroffene versuchen, die Gedanken zu unterdrücken oder ihnen durch Zwangshandlungen entgegenzuwirken. Inhalt der Gedanken sind oft potenzielle Gefahren, die durch Unachtsamkeit dazu führen können, dass die Person selbst oder andere zu Schaden kommen. Neben Gefahren spielen aber auch tabuisierte Themen, die die Sexualität, Religion oder Aggression betreffen, eine Rolle (vgl. auch Tabelle 1). Die Gedanken, wie z.B. versehentlich eine geliebte Person zu verletzen, stehen dabei typischerweise im Widerspruch zu den eigenen Werten und Überzeugungen. Die Gedanken werden dabei als eigene Gedanken erkannt und es besteht in den meisten Fällen eine Einsicht, dass die Gedanken übertrieben oder unsinnig sind. *Zwangshandlungen* sind repetitive beobachtbare Verhaltensweisen oder gedankliche Rituale, die typischerweise ausgeführt werden, um die durch die Zwangsgedanken ausgelöste Beunruhigung oder Angst zu reduzieren. Typische Zwangshandlungen beinhalten exzessives Waschen oder Reinigen, Kontrollieren oder Ordnen. Sie sind oft übertrieben in Relation zum eigentlichen Ziel und erfolgen ritualhaft (z.B. sehr ausführliches Händewaschen, das einem genau festgelegten Ablauf folgt und deutlich länger dauert als üblich). Teilweise ist der Bezug zwischen der Handlung und der abzuwendenden Gefahr für Außenstehende kaum nachvollziehbar (z.B. Händewaschen, um nicht an Krebs zu erkranken) oder die Handlungen folgen abergläubischen Ritualen (z.B. drei

Zwangsgedanken: wiederkehrende, anhaltende Gedanken, Impulse oder Vorstellungen

Zwangshandlungen: repetitive beobachtbare Verhaltensweisen/gedankliche Rituale, typischerweise ausgeführt zur Reduktion von durch Zwangsgedanken ausgelöster Beunruhigung/Angst

gute Gedanken denken, um zu verhindern, dass der Partner[1] mit dem Auto verunglückt). Neben Zwangshandlungen sind aber auch Vermeidungsverhalten und Neutralisieren charakteristisch für die Zwangsstörung. Es werden beispielsweise Situationen vermieden, die das Auftreten von Zwangsgedanken begünstigen können (z. B. nicht mit dem Kind allein sein, um aggressive Zwangsgedanken, das Kind zu verletzen, zu vermeiden). Außerdem werden auch Situationen vermieden, die die Ausführung von Zwangshandlungen erfordern würden (z. B. nicht die Türklinken anfassen, weil man sonst die Hände waschen müsste, oder nicht mit Messern hantieren, weil man sonst drei Vaterunser beten müsste). Die wichtigsten Symptombereiche der Zwangsstörung sind Kontamination und Waschen, Kontrollieren, Symmetrie und Ordnung sowie Horten, wobei letzteres nicht nur ein Symptom, sondern auch eine eigenständige Störung darstellen kann. Die Diagnose Pathologisches Horten sollte in Erwägung gezogen werden, wenn keine typischen Zwangsgedanken mit dem Horten verbunden sind (APA, 2015; vgl. Külz & Voderholzer, 2018; vgl. auch Kapitel 1.6). Typischerweise liegt ein Zusammenspiel von Zwangsgedanken und Zwangshandlungen vor, wobei die Zwangshandlungen das Ziel haben, den Zwangsgedanken bzw. den mit ihnen verbundenen Befürchtungen entgegenzuwirken (für Beispiele vgl. Tabelle 1).

Wichtigste Symptombereiche der Zwangsstörung: Kontamination und Waschen, Kontrollieren, Symmetrie und Ordnung, Horten

Tabelle 1: Beispiele für Gedanken, Handlungen und Vermeidungsverhalten für die wichtigsten Symptombereiche der Zwangsstörung

Symptombereich	Gedanken	Handlungen	Vermeidung
Kontamination und Waschen	Befürchtung, sich oder andere mit HIV zu infizieren	Ausführliches Waschen und Desinfizieren der Hände	Sich in öffentlichen Verkehrsmitteln nicht hinsetzen
Kontrollieren	Befürchtung, die Nachbarn könnten durch einen Wohnungsbrand sterben	Ausgiebiges Kontrollieren der Elektrogeräte und Ziehen der Stecker beim Verlassen der Wohnung	Den Herd nicht benutzen, um so die Gefahr abzuwenden, den Herd versehentlich nicht auszuschalten
Kontrollieren bei aggressiven Zwangsgedanken	Befürchtung, den Partner versehentlich mit dem Messer zu erstechen	Kontrollieren, ob sich Blutspuren an den Messern finden	Keine Messer benutzen, wenn der Partner anwesend ist

1 Zur besseren Lesbarkeit wird in diesem Band teilweise das generische Maskulinum und teilweise das generische Femininum verwendet. Dabei beziehen sich die verwendeten Personenbezeichnungen, sofern nicht anders kenntlich gemacht, immer auf alle Geschlechter.

Tabelle 1: Fortsetzung

Symptombereich	Gedanken	Handlungen	Vermeidung
Symmetrie und Ordnung	Befürchtung, ins Chaos zu verfallen, falls Dinge nicht an einem bestimmten Ort sind	Einräumen von Geschirr und Besteck in Küchenschränke verläuft nach einem festen Ritual	Geschirr und Besteck nicht benutzen
Horten	Befürchtung, wichtige Dinge zu verlieren	Übermäßiges Sammeln und Aufbewahren von Gegenständen (z.B. alte Tageszeitungen)	Dinge werden nicht weggeworfen

1.2 Diagnostische Kriterien

Die Diagnosekriterien für die Zwangsstörung nach ICD-11 (WHO, 2019) finden sich im folgenden Kasten und die Kriterien nach DSM-5 (APA, 2018) im daran anschließenden Kasten. Die Vergabe der Diagnose einer Zwangsstörung beruht auf dem Vorhandensein von Zwangsgedanken oder -handlungen, wobei häufig beide Symptombereiche vorliegen. In einer Studie von Foa et al. (1995) waren in 91% der Fälle Zwangshandlungen und -gedanken vorhanden, in 8.5% vorwiegend Zwangsgedanken und in 0.5% vorwiegend Zwangshandlungen. Die diagnostischen Kriterien bilden die Bezüge zwischen Zwangsgedanken und -handlungen ab, wie sie in verhaltenstherapeutischen Störungsmodellen konzeptualisiert werden. Für die Vergabe der Diagnose wird neben den inhaltlichen Kriterien ein gewisser Schweregrad gefordert, der sich in einem zeitlichen Umfang der Symptome von mindestens einer Stunde am Tag oder erheblicher Beeinträchtigung oder Leiden niederschlägt.

Diagnose kann bei Vorhandensein von Zwangsgedanken oder -handlungen gestellt werden, meistens sind Zwangsgedanke und -handlungen vorhanden

Diagnosekriterien für die Zwangsstörung nach ICD-11[2] (WHO, 2019)

- Vorhandensein von anhaltenden Zwängen oder Zwangshandlungen oder in den meisten Fällen durch beides gekennzeichnet.
- Zwangsvorstellungen sind sich wiederholende und anhaltende Gedanken, Bilder oder Impulse/Erregungen, die aufdringlich und unerwünscht sind und in der Regel mit Ängsten einhergehen.

2 vorläufige Übersetzung der englischsprachigen Fassung der ICD-11-Kriterien siehe https://www.bfarm.de/DE/Kodiersysteme/Klassifikationen/ICD/ICD-11/uebersetzung/_node.html

- Der Betroffene versucht, die Zwangsvorstellungen zu ignorieren oder zu unterdrücken oder sie durch die Ausübung von Zwängen zu neutralisieren.
- Zwänge sind sich wiederholende Verhaltensweisen, einschließlich sich wiederholender geistiger Handlungen, die der oder die Betroffene als Reaktion auf eine Obsession, nach starren Regeln oder zur Erlangung eines Gefühls der "Vollständigkeit" auszuführen gedenkt.
- Damit eine Zwangsstörung diagnostiziert werden kann, müssen die Zwangsvorstellungen und Zwänge zeitaufwendig sein (z.B. mehr als eine Stunde pro Tag in Anspruch nehmen) oder zu erheblichem Leidensdruck oder zu erheblichen Beeinträchtigungen in persönlichen, familiären, sozialen, schulischen, beruflichen oder anderen wichtigen Funktionsbereichen führen.

Diagnosekriterien der Zwangsstörung nach DSM-5 (APA, 2018)[3]

A. Entweder Zwangsgedanken, Zwangshandlungen oder beides:
Zwangsgedanken sind durch (1) und (2) definiert:
1. Immer wiederkehrende und anhaltende Gedanken, Impulse oder Vorstellungen, die im Krankheitsverlauf mindestens zeitweilig als aufdringlich und ungewollt empfunden werden, und die meist ausgeprägte Angst und großes Unbehagen hervorrufen.
2. Die Person versucht, diese Gedanken, Impulse oder Vorstellungen zu ignorieren oder zu unterdrücken oder sie mithilfe anderer Gedanken oder Tätigkeiten zu neutralisieren (z.B. durch die Ausführung einer Zwangshandlung).

Zwangshandlungen sind durch (1) und (2) definiert:
1. Wiederholte Verhaltensweisen (z.B. Händewaschen, Ordnen, Kontrollieren) oder mentale Handlungen (z.B. Beten, Zählen, Wörter lautlos wiederholen), zu denen sich die Person als Reaktion auf einen Zwangsgedanken oder aufgrund von streng zu befolgenden Regeln gezwungen fühlt.
2. Die Verhaltensweisen oder die mentalen Handlungen dienen dazu, Angst oder Unbehagen zu verhindern oder zu reduzieren oder gefürchteten Ereignissen oder Situationen vorzubeugen; diese Verhaltensweisen oder mentalen Handlungen stehen jedoch in keinem realistischen Bezug zu dem, was sie zu neutralisieren oder zu verhindern versuchen, oder sie sind deutlich übertrieben.

B. Die Zwangsgedanken oder Zwangshandlungen sind zeitintensiv (sie beanspruchen z.B. mehr als 1 Stunde pro Tag) oder verursachen in klinisch

3 Abdruck erfolgt mit Genehmigung aus der deutschen Ausgabe des Diagnostic and Statistical Manual of Mental Disorders, Fifth Edition © 2013, Dt. Ausgabe: © 2018, American Psychiatric Association. Alle Rechte vorbehalten.

bedeutsamer Weise Leiden oder Beeinträchtigungen in sozialen, beruflichen oder anderen wichtigen Funktionsbereichen.
C. Die Symptome der Zwangsstörung sind nicht Folge der physiologischen Wirkung einer Substanz (z. B. Substanz mit Missbrauchspotenzial, Medikament) oder eines medizinischen Krankheitsfaktors.
D. Das Störungsbild kann nicht besser durch das Vorliegen einer anderen psychischen Störung erklärt werden (...).

Neue Störungsklasse: Zwangsstörung oder verwandte Störungen

Die letzten Revisionen der Diagnose und Klassifikation der Zwangsstörung beinhalteten einige wesentliche Änderungen. Eine solche betrifft die Klassifikation der Störungen in einer neuen Störungsklasse, die Zwangsstörung oder verwandte Störungen umfasst. Zu den verwandten Störungen gehören die Körperdysmorphe Störung, Pathologisches Horten, Trichotillomanie, Dermatillomanie sowie zusätzlich in der ICD-11 (WHO, 2019) die Krankheitsangststörung (früher Hypochondrie). In beiden Diagnosesystemen ist es nun möglich, den Grad der Störungseinsicht bei der Zwangsstörung zu kodieren, was in den Vorversionen noch als Voraussetzung erfüllt sein musste, um die Diagnose zu stellen. Die Änderung trägt der klinischen Beobachtung Rechnung, dass in besonders schweren Fällen die Einsicht, dass die Gedanken und Handlungen übertrieben sind, beeinträchtigt sein oder fehlen kann. Neben der Zwangsstörung kann nun auch die Störung Pathologisches Horten vergeben werden (vgl. dazu Kapitel 1.6).

1.3 Epidemiologische Daten

Zwangsgedanken und Zwangshandlungen sind ein häufiges Phänomen und wurden von 28 % der Befragten einer epidemiologischen Studie irgendwann im Leben berichtet (Ruscio et al., 2010). Zu den häufigsten subklinischen Symptomen gehören Kontrollieren, Sammeln und Ordnen. Subklinische Ausprägungen der Zwangsstörung wurden mit einer 12-Monatsprävalenz von 4.5 % beobachtet. Die 12-Monatsprävalenz der Zwangsstörung liegt zwischen 0.7 und 1.2 % (Adam et al., 2012; Ruscio et al., 2010). Die Lebenszeitprävalenz liegt zwischen 1.9 und 2.5 % (Fontenelle et al., 2006; Ruscio et al., 2010). Die Prävalenz unterscheidet sich nicht zwischen Frauen und Männern. Es wird ein früher Störungsbeginn bei männlichem Geschlecht beobachtet, der dazu führt, dass die Prävalenz im Kindesalter bei Jungen höher ist als bei Mädchen. Dieser Unterschied gleicht sich allerdings im Jugendalter aus (Ruscio et al., 2010). Personen mit einer Zwangsstörung weisen häufig Symptome aus mehreren Bereichen der Zwangsstörung auf (> 80 %). Bemerkenswert ist, dass in einer Studie in deutschen Kliniken aus dem Jahr 2010 nur rund 30 % der Patienten, die die DSM-IV-Kriterien für eine Zwangsstörung erfüllt haben, auch die Behandlungsdiagnose hatten (Wahl et al., 2010). Das macht deut-

Lebenszeitprävalenz: 1.9–2.5 %

Zwangsstörung wird häufig übersehen: Betroffenen ist es peinlich, über die Symptome zu sprechen

lich, dass die Zwangsstörung im diagnostischen Prozess immer noch häufig übersehen wird, was auch teilweise dadurch begründet sein kann, dass es Betroffenen peinlich ist, über bestimmte Symptome zu sprechen (v.a. bei Themen, die die Sexualität oder ungewollte Aggressionen betreffen).

1.4 Verlauf und Prognose

Mehrheit der Betroffenen erkrankt vor dem 21. Lebensjahr

Das durchschnittliche Ersterkrankungsalter liegt bei 19.5 Jahren und ein Störungsbeginn nach dem 35. Lebensjahr ist eher selten. Es gibt Hinweise für eine bimodale Verteilung des Erkrankungsbeginns (Taylor, 2011), wobei ein früher Beginn vor dem 21. Lebensjahr bei der Mehrheit der Betroffenen vorliegt (ca. 75 %). Ein früher Erkrankungsbeginn ist häufiger mit männlichem Geschlecht, höherer Symptomschwere und komorbiden Zwangsspektrumsstörungen (und Tic-Störungen) assoziiert (Taylor, 2011). Der Beginn der Zwangsstörung ist häufig schleichend und bei etwa 20 % der Betroffenen lagen bereits erste Symptome in der Kindheit vor. Obwohl subklinische Symptome der Zwangsstörung recht verbreitet sind, ist das Risiko für eine Zwangsstörung besonders hoch, wenn Symptome wie die Sorge, jemanden zu verletzen, oder sexuelle oder religiöse Zwangsgedanken auftreten (Ruscio et al., 2010).

Unter anderem aufgrund des schleichenden Beginns dauert es häufig sehr lange, bis die Betroffenen wegen der Zwangsstörung Hilfe in Anspruch nehmen. Eine Studie mit 251 Patienten mit Zwangsstörungen aus Italien fand, dass es im Mittel fast 7 Jahre (82 Monate) dauert, bis professionelle Hilfe in Anspruch genommen wird (Albert et al., 2019). In dieser Studie wurde auch gezeigt, dass das Ansprechen auf psychopharmakologische Interventionen mittels selektiver Serotoninwiederaufnahmehemmer mit längerer Dauer der Störung schlechter ausfällt (Albert et al., 2019). Die Dauer der Störung hängt ebenfalls mit höherer Symptomschwere und größerer Beeinträchtigung zusammen (Ruscio et al., 2010). Insgesamt verläuft die Zwangsstörung aber auch mit Behandlung häufig chronisch.

1.5 Komorbidität

Mindestens eine weitere Störung bei über 90 % der Betroffenen

Die Zwangsstörung ist durch eine hohe Komorbidität mit anderen psychischen Störungen gekennzeichnet. Über 90 % der Betroffenen leiden an mindestens einer weiteren Störung (Ruscio et al., 2010). Am häufigsten sind Angststörungen (ca. 76 %), Affektive Störungen (ca. 63 %), Impulskontrollstörungen (ca. 56 %) und Störungen durch den Konsum von Alkohol und Drogen (ca. 39 %). Komorbide Tic-Störungen treten bei ca. 30 % der Betroffenen auf. Die Zwanghafte Persönlichkeitsstörung wurde ebenfalls als häufige Komorbidität identifiziert und weist eine Prävalenz von ca. 25 % auf (Brakoulias et al., 2017). In dieser Studie ergaben sich auch deutliche Hinweise für Suizidalität: Suizidgedanken wurden mit 6.4 % im letzten Monat angegeben und Suizidversuche mit 9.0 % Lebenszeitprävalenz.

1.6 Differenzialdiagnostik

Die Zwangsstörung weist hohe Überschneidungen in der Symptomatik und Komorbidität mit verschiedenen Störungen auf. Differenzialdiagnostisch sollten insbesondere die Zwangsspektrumsstörungen wie Krankheitsangststörung, Körperdysmorphe Störung, Pathologisches Horten sowie Dermatillomanie und Trichotillomanie abgeklärt werden. Weitere Differenzialdiagnosen sind Angststörung, Depression und Schizophrenie.

Krankheitsangststörung

Im Rahmen der Krankheitsangststörung steht die Sorge bzw. feste Überzeugung im Vordergrund, eine bestimmte häufig sehr schwere Erkrankung zu haben oder daran zu erkranken. Auch bei der Krankheitsangststörung werden körperliche Kontrollverhaltensweisen entwickelt (z. B. häufiges Blutdruckmessen, Untersuchung des Körpers) oder es kommt zur Rückversicherung bei Angehörigen oder medizinischem Personal mit dem Ziel der Beruhigung. Im Unterschied dazu beziehen sich Gesundheitssorgen und -ängste bei der Zwangsstörung eher auf die mögliche Übertragung einer Erkrankung auf die eigene Person oder andere, die um jeden Preis vermieden werden soll. Kontroll- bzw. Reinigungsverhalten ist nicht primär darauf ausgerichtet, eine mögliche Erkrankung zu diagnostizieren, sondern sie abzuwenden. Generell sind die Kontrollverhaltensweisen bei der Krankheitsangststörung auch weniger ritualhaft.

Körperdysmorphe Störung

Bei der Körperdysmorphen Störung werden ähnlich wie bei der Zwangsstörung intrusive Gedanken beschrieben und die Betroffenen entwickeln repetitive und teilweise ritualisierte Verhaltensweisen bzw. Kontrollverhalten. Der wichtigste Unterschied zur Zwangsstörung ist der Inhalt der Intrusionen: Bei der Körperdysmorphen Störung beziehen sich die Gedanken auf die äußerliche Erscheinung bzw. einen wahrgenommenen, ganz spezifischen körperlichen Makel, der vor anderen vorborgen werden soll (vgl. Hartmann et al., 2019).

Pathologisches Horten

Beim Pathologischen Horten steht das Problem im Vordergrund, dass es schwerfällt, sich von Dingen zu trennen, auch wenn diese keinen Wert mehr haben. In der Folge kommt es zu einer exzessiven Anhäufung von Dingen, die dann die eigene Wohnung überfüllen. Dieses Verhalten kann auch im Rahmen einer Zwangsstörung auftreten, ist aber dann in Abgrenzung zum Pathologischen Horten durch einen für die Zwangsstörung typischen Zwangsgedanken (z. B. Horten aufgrund der Befürchtung, es könnten wichtige Dinge versehentlich entsorgt, wodurch ein Schaden entstehen könnte) oder Unvollständigkeitserleben (z. B. Horten aufgrund der Befürchtung, einen wichtigen Teil der eigenen Person zu verlieren, wenn Dinge entsorgt werden, die man einmal benutzt hat) motiviert.

Dermatillomanie Trichotillomanie

Bei der Dermatillomanie und Trichotillomanie treten ritualhafte und zwanghafte Verhaltensweisen auf, die sich aber ausschließlich auf die Haut bzw. Haare beziehen und im Unterscheid zur Zwangsstörung auch nicht von Zwangsgedanken begleitet werden.

Anststörungen

Angststörungen sind häufig durch wiederkehrende Gedanken und Befürchtungen gekennzeichnet, aber im Gegensatz zur Zwangsstörung sind diese klarer umschrieben und auf bestimmte Situationen oder Objekte bezogen. Im Vordergrund stehen auch eher Vermeidung und Rückversicherungen, aber keine ausgeprägten Rituale, wie sie bei der Zwangsstörung vorkommen. Insbesondere bei der Generalisierten Angststörung treten jedoch wiederkehrende Gedanken auf, die als schwer kontrollierbar erlebt werden, sich aber als Sorgen bezüglich realer Lebensumstände äußern. In Abgrenzung zur Zwangsstörung weisen die Gedanken aber nicht die typischen Themenbereiche der Zwangsstörung auf und sind weniger irrational oder magisch. Die Sorgen im Rahmen der Generalisierten Angststörung werden auch als realistischer und ich-syntoner erlebt und es werden zwar Rückversicherungsverhalten ausgeführt, aber neutralisierende Verhaltensweisen sind untypisch.

Depressive Störungen

Im Rahmen von depressiven Störungen können Grübeln, Schuldgefühle und Ängste auftreten. Insbesondere negative Gedanken und Grübeln können als aufdringlich und intrusiv erlebt werden. Die Gedanken sind jedoch stimmungskongruent und in Abgrenzung zu den Befürchtungen im Rahmen der Zwangsstörung eher in die Vergangenheit gerichtet. Weiterhin treten bei depressiven Störungen üblicherweise keine ausgeprägten Zwangsrituale auf.

Psychotische Störungen

Bei psychotischen Störungen können bizarr wirkende Ideen und magisches Denken auftreten, die in ihren Themen mit der Zwangsstörung überlappen können. Die Gedanken im Rahmen der Zwangsstörung werden aber klarer der eigenen Person zugeordnet und es besteht in den meisten Fällen die Einsicht, dass die Gedanken unrealistisch oder übertrieben sind. Es fehlen bei der Zwangsstörung auch weitere Merkmale psychotischer Störungen (z. B. Halluzinationen oder Denkstörungen). Es besteht jedoch die Möglichkeit einer komorbiden Störung, daher ist insbesondere bei magischen oder skurrilen Zwangsgedanken, fehlender Störungseinsicht und einem plötzlichen Störungsbeginn eine sogfältige differenzialdiagnostische Abklärung erforderlich.

Zwanghafte Persönlichkeitsstörung

Einige Überschneidungen bestehen auch zur zwanghaften Persönlichkeitsstörung. Es kommt auch zur Beschäftigung mit den typischen Themen der

Zwangsstörung, wie z.B. Sauberkeit, Ordnung und Genauigkeit, und teilweise zur Entwicklung von Ritualen. Es fehlen jedoch die typischen Zwangsgedanken und -handlungen und es besteht kein innerer Widerstand gegen die Symptome. Subklinische Merkmale bzw. zwanghafte Persönlichkeitszüge sowie die zwanghafte Persönlichkeitsstörung können jedoch komorbid auftreten.

Essstörung

Bei Essstörungen, insbesondere der Anorexia Nervosa, werden Rituale entwickelt, die sich jedoch primär mit der Nahrungsaufnahme, dem eigenen Gewicht oder der Figur befassen.

Substanzbezogene Störungen und abhängige Verhaltensweisen, paraphile Störungen und Störungen der Impulskontrolle gehen auch mit repetitiven Verhaltensweisen und teilweise aufdringlichen Gedanken einher. Hauptunterschied zur Zwangsstörung ist aber, dass der Konsum von Substanzen bzw. die Ausführung von abhängigen Verhaltensweisen zumindest kurzfristig eine unmittelbar belohnende Wirkung haben. Bei der Zwangsstörung ist die Ausführung der Zwangshandlung oft unangenehm und die verstärkende Wirkung tritt in Form von negativer Verstärkung ein, indem Anspannung oder Angst nachlassen.

2 Ätiologie und Störungsmodelle

2.1 Genetische Faktoren und neurobiologische Modelle

Erhöhtes Risiko für Zwangsstörung bei Familienangehörigen: Erblichkeit bei etwa 40 %

Die Zwangsstörung tritt familiär gehäuft auf: Erstgradige Verwandte von Personen mit einer Zwangsstörung haben im Vergleich zur Allgemeinbevölkerung ein erhöhtes Risiko, ebenfalls von der Störung betroffen zu sein. Die Prävalenz für die Zwangsstörung liegt bei erstgradigen Verwandten bei 10 bis 12 % und ist damit etwa 4- bis 5-fach erhöht (Pauls et al., 2014). Angehörige von Personen mit einem Beginn der Zwangsstörung in der Kindheit sind noch häufiger betroffen und weisen eine Lebenszeitprävalenz von ca. 23 % auf (do Rosario-Campos et al., 2005). In Zwillingsstudien findet sich eine konsistent erhöhte Konkordanz bezüglich der Symptome und Diagnosen einer Zwangsstörung in monozygoten vs. dizygoten Zwillingspaaren. Eine Metaanalyse über 37 Zwillingsstichproben in 14 Studien kommt zum Ergebnis, dass additiv genetische Effekte etwa 40 % der Varianz und die nicht geteilte Umwelt etwa 51 % der Varianz bei den Zwangssymptomen ausmachen.

Studien zu Kandidatengenen und genomweite Assoziationsstudien haben bisher keine zuverlässig replizierbaren Ergebnisse gebracht, vermutlich weil alle bisherigen Studien auf zu kleinen Stichproben basierten und die Zwangsstörung eine polygene Störung ist, die auf einer komplexen Interaktion verschiedener Genorte und deren Interaktion mit der Umwelt zurückzuführen ist. Einen Überblick zum aktuellen Stand der Forschung geben Mahjani et al. (2021). Interessant ist jedoch, dass einige Befunde auf Veränderungen im Bereich der glutamatergen Neurotransmission hinweisen. Diese Befunde haben erste pharmakologische Pilotstudien angeregt, in denen Substanzen zur Behandlung der Zwangsstörung geprüft werden, die die glutamaterge Neurotransmission abschwächen.

Neben genetischen Faktoren existieren auch Befunde zu den Einflüssen von Umweltfaktoren auf das Risiko einer Zwangsstörung. Es gibt Hinweise auf den Einfluss von perinatalen Ereignissen wie Geburtskomplikationen, niedriges Geburtsgewicht oder Erkrankungen während der Schwangerschaft sowie kritischen Lebensereignissen oder traumatischen Ereignissen (Brander et al., 2016). Die Mehrheit der Befunde zu Risikofaktoren sind jedoch retrospektiv erhoben und machen daher kausale Schlussfolgerungen schwierig. Zusammen mit klinischen Beobachtungen scheint jedoch Stress eine wichtige Rolle bei der Pathogenese und dem Verlauf der Zwangsstörung zu spielen (Raposo-Lima & Morgado, 2020).

Ein möglicher Auslöser für das Auftreten einer Zwangsstörung (und Tic-Störungen) scheint eine überschießende Autoimmunreaktion zu sein, die infolge einer Infektion oder langandauernden Entzündungen auftreten kann. Die Autoimmunreaktion löst eine Entzündung der Basalganglien und anderer Regionen des frontostriatalen Netzwerks aus und führt zu einem spontanen Beginn der Zwangsstörung. Ursprünglich wurde das Syndrom als „pädiatrische autoimmune neuropsychiatrische Störung im Zusammenhang mit Streptokokkeninfektionen" (PANAS) bezeichnet (Swedo et al., 1998), aber inzwischen sind auch andere Infektionen als Auslöser bekannt und es wurde in „pädiatrisches autoimmunes neuropsychiatrisches Syndrom" (PANS) umbenannt. Insbesondere bei einem spontanen Störungsbeginn, dem evtl. sogar eine bekannte Infektion vorausgeht, oder bei behandlungsresistenten Zwangsstörungen ist eine Untersuchung der Entzündungs- und Immunmarker indiziert (Gerentes et al., 2019).

Untersuchung der Entzündungs- und Immunmarker indiziert – insbesondere bei spontanem Störungsbeginn oder behandlungsresistenten Zwangsstörungen

Abgleitet aus den pharmakologischen Behandlungserfolgen mit Clomipramin, einem starken Inhibitor des Serotonintransporters, und selektiven Serotoninwiederaufnahmehemmern (SSRI) wurde die Rolle von Serotonin im Zusammenhang mit der Zwangsstörung untersucht. Es wurden Studien durchgeführt, die pharmakologische Stimulationen oder Depletionen des serotonergen Systems vorgenommen haben. Jedoch haben sich bisher keine zuverlässigen Effekte auf die Symptome der Zwangsstörung nachweisen lassen

(Bandelow et al., 2017). Die pharmakologische Wirkung der SSRI auf die Symptome der Zwangsstörung tritt im Vergleich zur Behandlung der Depression und Angststörungen mit deutlich verzögerter Latenz ein (ca. 8 bis 12 Wochen). Daher besteht die Möglichkeit, dass erst später auftretende neuroadaptive Effekte die symptomlindernde Wirkung modulieren (Goodman et al., 2021).

Frontostriatale Überaktivierung bei Zwangsstörung

Im Rahmen neurobiologischer Modelle der Zwangsstörung wird eine Veränderung der Signalübertragung in kortiko-striato-thalamo-kortikalen Schaltkreisen vermutet, die zu einer frontostriatalen Hyperaktivität führt (Pauls et al., 2014). Die Übererregung ergibt sich aus einem Ungleichgewicht der direkten und indirekten Pfade durch die Basalganglien zum Thalamus. Es besteht die Vermutung einer verminderten hemmenden Aktivierung des direkten Pfades gegenüber der Aktivierung des indirekten Pfades. Hieraus resultiert eine verminderte Hemmung des Thalamus und damit eine Überaktivierung frontaler und striataler Areale, insbesondere des orbitofrontalen Cortex (OFC) und des anterioren cingulären Cortex (ACC). In Studien zur Symptomprovokation und im Ruhezustand findet sich bei der Zwangsstörung eine fontrostriatale Hyperaktivität, die sich durch psychotherapeutische und pharmakologische Behandlung reduzieren lässt (Pauls et al., 2014). Neben Aktivierungsänderungen finden sich Volumenreduktionen des OFC und ACC und Volumenzunahmen im Striatum und Thalamus (Piras et al., 2015). Überaktivierungen des ACC bei der Zwangsstörung werden auch im Zusammenhang mit der Handlungsüberwachung bzw. Fehlererkennung beobachtet (Endrass & Ullsperger, 2014). Bereits in frühen Modellen zur Zwangsstörung wurde vorgeschlagen, dass ein Problem mit der Evaluation von Handlungsergebnissen vorliegen könnte, und dass persistierende Fehlersignale zu repetitiven Zwangshandlungen führen könnten (Pitman, 1987). Konsistent dazu werden bei Personen mit einer Zwangsstörung sowie deren Angehörigen erhöhte Fehlersignale im ereigniskorrelierten Potenzial gefunden, die allerdings nicht mit Symptomschwere zusammenhängen oder durch psychotherapeutische Behandlung beeinflussbar sind (Endrass & Ullsperger, 2014). Zusammen deuten die Befunde zur frontostriatalen Überaktivierung und zur Handlungsüberwachung darauf hin, dass es Veränderungen in Lern- und Entscheidungsprozessen bei Menschen mit einer Zwangsstörung gibt, an denen verschiedene Neurotransmittersysteme (Serotonin, Glutamat, Dopamin, GABA) beteiligt sind.

Studien zeigen eine Überaktivität im anterioren cingulären Cortex bei der Fehlerverarbeitung

2.2 Behaviorale und kognitive Modelle

Es wurden verschiedene kognitiv-behaviorale Modelle für die Entstehung und Aufrechterhaltung der Zwangsstörung entwickelt. Als ein zentraler Mechanismus für die Aufrechterhaltung der Zwangsstörung wird das Lernprinzip der negativen Verstärkung bei der Ausführung von Zwangshandlungen

Zwangshandlungen reduzieren durch die Zwangsgedanken ausgelöstes Unbehagen und werden dadurch negativ verstärkt

vermutet. Dollard und Miller (1950) haben Mowrers Zwei-Prozess-Theorie für Angststörungen auf die Zwangsstörung angepasst und fassen damit die Zwangsstörung als Folge von klassischen und operanten Konditionierungsprozessen auf. Ähnlich wie beim Angstmodell wird ein ursprünglich neutraler Reiz (CS) mehrfach mit Ereignissen kombiniert, die auf natürliche Weise Angst oder Unbehagen auslösen. Als CS wurden für die Zwangsstörung Umgebungsreize (z.B. Türklinke, Toilette) und mentale Ereignisse (z.B. bestimmte Gedanken „Gott ist tot") angenommen. Nach der Konditionierung werden Verhaltensweisen eingesetzt, um Angst oder Unbehagen zu reduzieren bzw. ganz zu vermeiden. Diese Verhaltensweisen entsprechen bei der Zwangsstörung den Zwangshandlungen und mentalen Handlungen, die dazu führen, dass Angst oder Unruhe ausbleiben oder nachlassen, aber gleichzeitig die Ausführung der Handlungen selbst verstärkt wird (negative Verstärkung). Ähnlich wie bei den Angststörungen lassen sich auch bei der Zwangsstörung kaum Belege dafür finden, dass assoziative Lernprozesse bzw. Konditionierung für die Entstehung der Störung eine wesentliche Rolle spielen. Der Großteil der Betroffenen kann keine spezifische Situation für den Beginn der Störung berichten, aber im Verlauf der Störungsentwicklung könnten operante Lernprozesse dahingehend eine Rolle spielen, dass die Ausführung anfänglicher Rituale als beruhigend erlebt wird und sie dadurch vermehrt ausgeführt werden. Das Prinzip der negativen Verstärkung der Zwangshandlung ist zentraler Bestandteil aller kognitiv-behavioralen Modelle und Grundlage verhaltenstherapeutischer Interventionen.

Das kognitiv-behaviorale Modell der Zwangsstörung basiert auf den Überlegungen von Salkovskis (1985) und Rachman (1997) und umfasst eine kognitive Bewertungskomponente (vgl. Abbildung 1). Ausgangspunkt für die Ausführung der Zwangshandlungen ist das Auftreten eines aufdringlichen Gedankens oder einer Intrusion. Diese Gedanken können zunächst in ähnlicher Art auch bei gesunden Personen auftreten, werden aber mit fortschrei-

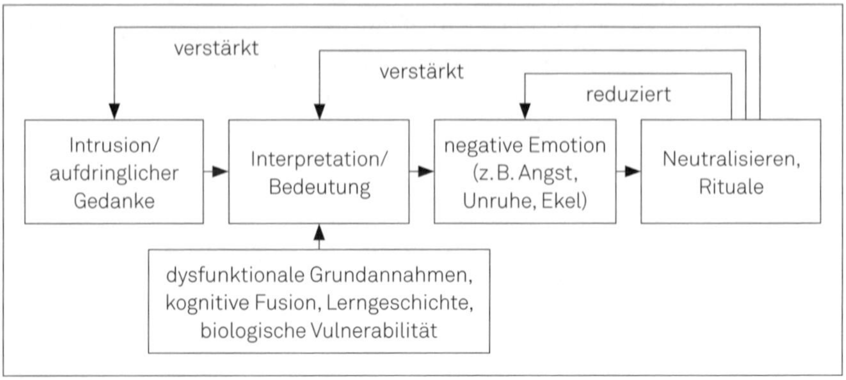

Abbildung 1: Kognitiv-behaviorales Modell der Zwangsstörung

tender Symptomatik immer aufdringlicher und können schwer ignoriert werden. Die aufdringlichen (Zwangs-)Gedanken werden bei der Zwangsstörung auf dysfunktionale Art interpretiert und erhalten dadurch eine besondere Bedeutung. Typische Überzeugungen wie übertriebene Verantwortlichkeit für die Konsequenzen des eigenen Verhaltens, Selbstanschuldigungen oder kognitive Fusion (wie „Wenn ich den Gedanken habe, bedeutet es, dass ich ihn auch in die Tat umsetzen will") führen dazu, dass die Gedanken und die mit den Gedanken assoziierten Konsequenzen als gefährlich bewertet werden. Dadurch werden negative Gefühle wie Angst, Unruhe, Scham oder Ekel ausgelöst, welche wiederum die Ausführung von offenen oder gedanklichen Zwangshandlungen auslösen und durch diese neutralisiert werden. Kurzfristig lassen dadurch die negativen Emotionen nach, aber gleichzeitig werden indirekt die fehlerhaften Bedeutungen der Gedanken verstärkt und auch das zukünftige Auftreten der Gedanken begünstigt. In Abbildung 2 ist ein exemplarisches Modell für einen Waschzwang dargestellt.

Dyfunktionale Interpretationen verstärken die den Zwangsgedanken zugeschriebene Bedeutung

Nicht die Zwangsgedanken selbst, sondern die Interpretation bzw. Bedeutungszuschreibung ist pathologisch

Neben dem Lernprinzip der negativen Verstärkung (d.h. die Ausführung der Zwangshandlung reduziert die negativen Gefühle) wird das Verhalten auch dadurch aufrechterhalten, dass der mögliche Ausgang ohne die Ausführung der Zwangshandlung ungewiss bleibt und teilweise befürchtete Konsequenzen in ferner Zukunft liegen können. Es besteht ein starkes Streben nach Sicherheit, was oftmals in Anbetracht der befürchteten Konsequenzen sehr verständlich ist, aber dazu führt, dass ständig Vorsichtsmaßnahmen und immer mehr Zwangshandlungen ausgeführt werden. Typische dysfunktionale Annahmen bei der Zwangsstörung sind übertriebene Verantwortlichkeit (z.B. für die Konsequenzen des eigenen Handelns), Überbewertung von Gedanken (z.B. „thought action fusion" [„Wenn ich etwas denke, werde ich es auch tun"]), Gedankenkontrolle, Überschätzung von Gefahren, mangelnde Unsicherheitstoleranz, Perfektionismus und Unvollständigkeitsgefühle („not-just-right experience") (Obsessive Compulsive Cognitions Working Group, 2001).

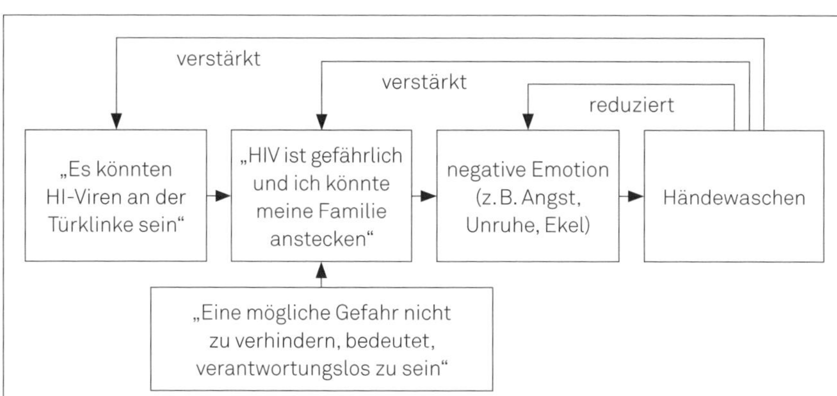

Abbildung 2: Beispiel für die Anwendung des kognitiven Modells bei einem Waschzwang

Zentrales Element der Psychoedukation in der kognitiven Vorbereitung auf eine Psychotherapie ist die Vermittlung des Teufelskreises, um so zu verdeutlichen, dass nicht die Zwangsdanken problematisch sind, sondern der Umgang mit den Gedanken (z.B. Gedankenunterdrückung oder Gefahrenüberschätzung) und dass die Ausführung der Zwangshandlungen das zentrale Problem ist. Bei mentalen Neutralisierungsritualen ist es besonders wichtig, die Auslöser (Intrusionen, Zwangsgedanken) von den willkürlichen gedanklichen Handlungen abzugrenzen. Mithilfe kognitiver Techniken und anhand von Verhaltensexperimenten (z.B. Experimente zur Gedankenunterdrückung oder Versuche, Gedanken real werden zu lassen) werden dysfunktionale Interpretationen hinterfragt, sodass sie weniger als Tatsachen angesehen werden.

3 Diagnostik und Indikation

Oft fällt es Betroffenen schwer, über Symptome der Zwangsstörung zu sprechen – v.a. bei sexuellen oder aggressiven Zwangsgedanken

Die Diagnostik der Zwangsstörung sollte sowohl kategoriale als auch dimensionale Diagnostik umfassen. Es fällt den Betroffenen teilweise schwer, über ihre Symptome zu sprechen, oder sie neigen dazu, das Ausmaß der Zwänge herunterzuspielen. Manche Symptombereiche (z.B. sexuelle Zwangsgedanken oder aggressive Zwangsgedanken) sind für die Betroffenen besonders schambesetzt und werden daher verheimlicht. Eine ausgeprägte Überzeugung von „thought action fusion" kann das Sprechen über die Zwangsgedanken zur Reizkonfrontation werden lassen. Um dem zu begegnen, kann es nützlich sein, schon früh im diagnostischen Prozess dimensionale Fragebögen oder Checklisten einzusetzen. Dies ermöglicht eine breite Erfassung möglicher Symptombereiche. Als kurzes Screening wurden von Fineberg and Roberts (2001) einige Fragen vorgeschlagen, die nach den wichtigsten Symptomen der Zwangsstörung fragen: „(1) Waschen und putzen Sie sehr viel? (2) Kontrollieren Sie sehr viel? (3) Haben Sie quälende Gedanken, die Sie loswerden möchten, aber nicht können? (4) Brauchen Sie für Alltagstätigkeiten sehr lange? (5) Machen Sie sich Gedanken um Ordnung und Symmetrie?" (vgl. auch Voderholzer et al., 2022).

Symptome der Zwangsstörung bei Aufnahme der Therapie tolerieren

In der Anfangsphase können im therapeutischen Setting Zwangssymptome deutlich werden: Personen mit Waschzwängen vermeiden das Händeschütteln, benutzen ihre eigenen Schreibgeräte oder möchten sich die Hände vor bzw. nach der Sitzung waschen (z.T. auch ausgiebig). Es kann zur Ausführung von Kontrollritualen beim Verlassen des Therapieraums oder der Praxis kommen. Diese Verhaltensweisen sollten in der Anfangsphase toleriert werden. Bei ausgeprägtem Perfektionismus kann auch das Ausfüllen von Fragebögen und Anamnesebögen für die Betroffenen herausfordernd sein.

3.1 Diagnostische Verfahren

3.1.1 Kategoriale Diagnostik

Kategoriale Diagnostik mit strukturierten Interviews: SCID-5 oder DIPS

Die kategoriale Diagnostik der Zwangsstörung kann mithilfe von strukturierten Interviews erfolgen. In der deutschen Übersetzung kann das *Strukturierte Klinische Interview für DSM-5®-Störungen* (SCID-5-CV: Beesdo-Baum et al., 2019) oder das frei verfügbare *Diagnostische Interview bei psychischen Störungen* (DIPS Open Access 1.2: Margraf et al., 2021) verwendet werden. Über die reine Diagnosestellung hinaus lassen sich mithilfe des DIPS weitere Merkmale der Zwangsgedanken und Zwangshandlungen erfassen (z. B. Dauer, Widerstand, Inhalt).

3.1.2 Dimensionale Diagnostik

Goldstandard für die Ermittlung des Schweregrads der Zwangsstörung: Y-BOCS

Für die dimensionale Erfassung der Zwangssymptome stehen verschiedene Verfahren zur Verfügung. Die *Yale-Brown Obsessive Compulsive Scale* (Y-BOCS) liegt als deutsche Übersetzung vor (Büttner-Westphal & Hand, 1991) und gilt als Goldstandard für die Einschätzung des Schweregrads der Zwangsstörung. Die Y-BOCS besteht aus einer Checkliste und einem Interviewleitfaden zur Erfassung des Schweregrads. Die Checkliste erfasst verschiedene Symptomdimensionen der Zwangsstörung gegliedert nach Zwangsgedanken und Zwangshandlungen (vgl. Tabelle 2). Die Items der Checkliste können zur eigenen Bearbeitung vorgegeben werden oder vor dem Interview zur systematischen Exploration der Symptomatik verwendet werden. Für die Durchführung des Interviews sollte die Unterscheidung von Zwangsgedanken und Zwangshandlungen bereits vertraut sein, sodass dann die Fragen für die beiden Bereiche gestellt werden können. Aufgrund der genauen Operationalisierung der Antwortmöglichkeiten erreicht das Y-BOCS-Interview eine sehr gute Reliabilität für die Einschätzung des Schweregrads.

Tabelle 2: Überblick über die Instrumente zur dimensionalen Diagnostik bei der Zwangsstörung

Instrument	Items/Dauer	Inhalt
Yale-Brown Obsessive Compulsive Scale (Y-BOCS): Checkliste (Büttner-Westphal & Hand, 1991)	70 Items, Dauer: 20 min	*Zwangsgedanken:* aggressive Zwangsgedanken; Zwangsgedanken, die sich auf Verschmutzung beziehen; Zwangsgedanken mit sexuellem Inhalt; Zwangsgedanken, die sich auf das Sammeln und das Aufbewahren von Gegenständen beziehen; Zwangsgedanken mit religiösen oder solchen Inhalten, die ein schlechtes Gewissen erzeugen;

Tabelle 2: Fortsetzung

Instrument	Items/Dauer	Inhalt
		Zwangsgedanken, die sich auf Symmetrie und Genauigkeit beziehen; verschiedene Zwangsgedanken; Zwangsgedanken in Bezug auf den eigenen Körper *Zwangshandlungen:* Reinigungs-Wasch-Zwänge; Kontrollzwänge; Wiederholungszwänge; Zählzwänge; Ordnungszwänge; Sammel- und Aufbewahrungszwänge; verschiedene Zwangshandlungen
Yale-Brown Obsessive Compulsive Scale (Y-BOCS): Interview (Büttner-Westphal & Hand, 1991)	20 Items, Dauer: 20 min	*Getrennt für Zwangsgedanken/Zwangshandlungen:* Zeitaufwand; Zeitintervall ohne Gedanken/Handlungen; Beeinträchtigung; Leidensdruck; Widerstand; Kontrolle *Weitere Items:* Einsicht; Vermeidung; Entscheidungsschwierigkeiten; übertriebenes Verantwortungsgefühl; Langsamkeit; Pathologisches Zweifeln; Schwere der Gesamtstörung; Ausmaß der Gesamtverbesserung; Reliabilität
Obsessive Compulsive Inventory (OCI-R) (Foa et al., 2009)	18 Items, Dauer: 5 min	*Dimensionen:* Waschen; Zwangsgedanken; Horten; Ordnen; Neutralisieren; Kontrollieren
Hamburger Zwangsinventar – Kurzform (HZI) (Klepsch et al., 1993)	72 Items, Dauer: 20 min	*Dimensionen:* Kontrollieren; Waschen; Reinigen; Ordnen; Zählen; Berühren; Sprechen; Denken von Wörtern und Bildern; Gedanken, Leid zuzufügen
Obsessive Beliefs Questionnaire (OBQ) (Ertle et al., 2008)	24 Items, Dauer: 10 min	*Dimensionen:* Bedeutsamkeit von Gedanken/Notwendigkeit, Gedanken zu kontrollieren; Perfektionismus/Unsicherheitsintoleranz; Gefahrenüberschätzung/Überhöhte subjektive Verantwortlichkeit

Für die Erfassung von Zwangssymptomen mittels Selbsteinschätzung eignet sich das *Obsessive-Compulsive Inventory – Revised* (OCI-R), das als deutsche Testversion vorliegt (Foa et al., 2009). Der Fragebogen umfasst 18 Aussagen (z. B. „Ich kontrolliere Dinge öfter als notwendig“ oder „Es fällt mir schwer, meine Gedanken zu kontrollieren“) die auf einer fünfstufigen Skala hinsichtlich des Leidens oder der Beeinträchtigung im letzten Monat eingeschätzt werden. Es können dann sechs Subskalen und ein Gesamtscore ermittelt werden.

Das *Hamburger Zwangsinventar – Kurzform* (HZI-K: Klepsch et al., 1993) ist ein Selbstbeurteilungsfragebogen mit 72 Items zur dimensionalen Erfassung von Zwangssymptomen. Zwangsgedanken und Zwangshandlungen fließen in die sechs Subskalen ein. Alle Subskalen umfassen 12 Fragen (z.B. „Müssen Sie nach dem Verlassen der Wohnung ständig darüber nachdenken, ob dort auch alles in Ordnung ist?“ oder „Waschen Sie sich die Hände, nachdem Sie telefoniert haben?“), die mit „stimmt“ oder „stimmt nicht“ beantwortet werden.

Der *Obsessive Beliefs Questionnaire* (OBQ) wurde zur Erfassung von für die Zwangsstörung typischen dysfunktionalen Überzeugungen entwickelt und liegt in deutscher Übersetzung vor (Ertle et al., 2008). Der Fragebogen umfasst 24 Aussagen (z.B. „Gemeine Gedanken zu haben heißt, ich bin eine schreckliche Person“ oder „Ich muss an etwas dranbleiben, bis es genau richtig ist“), die auf einer siebenstufigen Skala von „sehr starke Ablehnung“ bis „sehr starke Zustimmung“ eingeschätzt werden. In dieser Kurzversion der ursprünglichen 44 Items ergeben sich dann drei Dimensionen, die dann jeweils Kombinationen der ursprünglichen Dimensionen ergeben (vgl. Tabelle 2).

3.2 Indikation

KVT mit Exposition weist höchsten Evidenzgrad auf

Die kognitive Verhaltenstherapie (KVT) mit Exposition soll gemäß der S3-Leitlinie als erste Wahl (Empfehlungsgrad A) für die Behandlung der Zwangsstörung angeboten werden (Voderholzer et al., 2022). Die kognitive Verhaltenstherapie ist auch der reinen pharmakologischen Therapie vorzuziehen, kann aber in Kombination mit einer Therapie mit selektiven Serotoninwiederaufnahmehemmern (SSRI) oder Clomipramin eingesetzt werden. Eine reine pharmakologische Behandlung ist nur dann sinnvoll, wenn die kognitive Verhaltenstherapie nicht verfügbar ist oder keine Bereitschaft für sie vorhanden ist. Die Behandlung der Zwangsstörung kann meist ambulant erfolgen. Eine stationäre Therapie (idealerweise in spezialisierten Therapieeinrichtungen) ist laut Expertenkonsens in der AWMF-Leitlinie (Voderholzer et al., 2022) dann indiziert, wenn entweder (1) Gefahr für das Leben besteht, (2) die Symptome der Zwangsstörung so scherwiegend sind, dass eine ambulante Behandlung nicht möglich ist, (3) extremer Leidensdruck oder Beeinträchtigung vorliegt, (4) erschwerende psychische oder somatische Komorbiditäten vorliegen, die die ambulante Behandlung erschweren, (5) ein krankheitsförderndes häusliches Umfeld vorliegt, oder (6) kein ausreichendes Ansprechen auf die ambulante Therapie erfolgt.

4 Behandlung

4.1 Schwierigkeiten zu Behandlungsbeginn

Patienten neigen nicht selten dazu, die Symptomatik so lange wie möglich zu verleugnen, zu verharmlosen oder auch zu verkennen (Stengler-Wenzke et al., 2004) oder zeigen eine mangelnde Einsicht in die Unsinnigkeit der Zwänge (Cherian et al., 2012; Jakubovski et al., 2011; Schulte et al., 2020). In der Folge berichten Patienten mit Zwangsstörungen gelegentlich zunächst eher von anderen psychischen Symptomen als den Zwangssymptomen, wenn sie Hilfsangebote aufsuchen (Wahl et al., 2010).

Viele Patienten, die sich ihrer Zwangsstörung bewusst sind, treffen auf unterschiedliche Barrieren der Behandlungsaufnahme. Neben dem Hauptfaktor der Scham werden als Hindernisse vor allem Symptomfluktuation, Zweifel, dass die Behandlung helfen wird, Angst vor unfreiwilliger Hospitalisation und die Präferenz, sich selbst zu helfen, genannt (Gentle et al., 2014; Glazier et al., 2015; Marques et al., 2010). In der Folge kommen die Patienten erst nach einem langen Leidensweg in die Psychotherapie, haben dabei schon diverse erfolglose Behandlungsversuche hinter sich und zeigen eine chronifizierte Symptomatik (Del Valle et al., 2017; Vigne et al., 2019). Auch nach Beginn der Behandlung sind einige Patienten – wie Patienten mit anderen Diagnosen – häufig noch skeptisch bezüglich der Wahrscheinlichkeit, ob Veränderung und Hilfe überhaupt zu erwarten sind. Diese Unsicherheit, gepaart mit einer generell hohen Intoleranz gegenüber Unsicherheit (Samuels et al., 2017), befördert eine relativ hohe Ambivalenz gegenüber einer Psychotherapie und kann zu einer geringen Änderungsmotivation beitragen. Einige Patienten haben darüber hinaus zuvor bereits Erfahrungen mit Unverständnis und Abwertung inner- und außerhalb von Psychotherapien gemacht. Teilweise suchen Patienten auch als Folge einer Fremdmotivierung durch Angehörige eine Psychotherapie auf, was weiter zu einer ambivalenten Therapiemotivation beitragen kann. Während sich die Patienten größtenteils Hilfe wünschen, weil der zeitliche und emotionale Aufwand für die Zwangsstörung einfach zu groß geworden ist, halten sie weiterhin an ihren zwanghaften Gedanken und Verhaltensweisen fest. Es ist daher notwendig, den Patienten bei der persönlichen Entscheidungsfindung für und wider einer Psychotherapie mittels motivierender Gesprächsführung zu unterstützen.

Eine ambivalente Therapiemotivation ist häufig

Patienten müssen mit ihren Sorgen ernst genommen werden

Zunächst ist es wichtig, die Gedanken und Sorgen der betroffenen Person ernst zu nehmen, auch wenn für die Therapeutin in den meisten Fällen eine Unangemessenheit deutlich ist. Für die therapeutische Beziehung ist es überaus schädlich, die Sorgen herunterzuspielen oder zu versuchen, den Patienten zu überreden, dass das alles nicht so schlimm sei. Ebenso ist es nicht hilfreich, den entsprechenden Sorgen andere Gründe (z. B. niedrigen Selbstwert oder Beziehungsängste) zuzuweisen. Dies führt lediglich dazu, dass sich der Patient unverstanden fühlt. Gerade bei Patienten, die aus Scham und Angst bislang mit niemandem über ihre Sorgen sprechen konnten, kann allein schon ein direktes Ansprechen, Explorieren und Normalisieren (z. B. indem die Prävalenzraten für solche Probleme benannt werden) entlastend sein und eine offenere Konversation ermöglichen.

Ein direktes Ansprechen, Explorieren und Normalisieren der Symptome kann bereits entlastend wirken

4.2 Allgemeine Aspekte der Behandlung

Im Folgenden soll zunächst auf eine Behandlung der Zwangsstörung mittels KVT eingegangen werden, da es das einzige psychotherapeutische Verfahren darstellt, dass in der AWMF-Leitlinie den Empfehlungsgrad A erhalten hat (Voderholzer et al., 2022). Weitere verfüg- und anwendbare Verfahren mit aktuell niedrigeren Empfehlungsgraden finden sich in Kapitel 4.8.

4.2.1 Ziele der Behandlung

Die Erarbeitung der Ziele der Behandlung kann sich bei Patienten mit einer Zwangsstörung als schwierig erweisen, da diese oft wenig Zugang zu ihren Wünschen und Bedürfnissen haben. Patienten könnten beispielsweise formulieren, dass sie eine erfolgreiche Kontrolle über Zwangsgedanken und -verhaltensweisen haben bzw. diese aus ihrem Leben eliminieren wollen. Darüber hinaus wird vielleicht erwartet, zu lernen, wie Angst, Schuld oder andere mit den Gedanken assoziierte negative Emotionen reduziert werden können. Diese Zielsetzungen korrespondieren nicht mit den KVT-Prinzipien und Zielsetzungen. Letztere fokussieren eher auf eine Akzeptanz intrusiver Gedanken und der Toleranz der damit einhergehenden Unsicherheit sowie einer Verhinderung der Durchführung von neutralisierenden Verhaltensweisen. Für die Formulierung der Therapieziele ist es daher oft erforderlich, zunächst eine gemeinsame neue Problemdefinition zu entwickeln, die nicht das unwillkürliche Auftreten von Zwangsgedanken problematisiert, sondern den Umgang mit den Gedanken (z. B. die Neigung, die Gedanken zu unterdrücken) und die Ausführung von Zwangshandlungen und Neutralisierungsritualen.

Ziele: Akzeptanz intrusiver Gedanken, Toleranz gegenüber Unsicherheit und Verhinderung von neutralisierenden Verhaltensweisen, Aktivitätenaufbau

Darüber hinaus sollten auch Ziele in Bezug auf den Aufbau von alternativen und belohnenden Aktivitäten miteinbezogen werden. Dies ist vor dem Hintergrund relevant, dass über den Verlauf der Psychotherapie die sehr zeitaufwendigen Vermeidungs- und Kontrollverhaltensweisen sukzessiv aufgegeben und dadurch wieder Zeitperioden für aufgegebene wichtige Dinge und positive Aktivitäten frei werden. Es kann deswegen wichtig sein, die Zielsetzung über die Psychotherapie hinweg als dynamischen Prozess anzusehen und bei frei werdenden Zeitslots fortlaufend positive Zielvorstellungen zu formulieren und klar auf der Verhaltensebene zu verankern. Es ist wichtig, die Ziele schriftlich zu fixieren, sodass der Fortschritt kontinuierlich überprüft werden kann. Im Folgenden sind die Ziele eines exemplarischen Falles mit einer starken Angst vor Infektionen mit bakteriellen und viralen Erkrankungen, starker Vermeidung sowie exzessivem Händewaschen und anderer vorsorglicher Verhaltensweisen (z. B. Türgriffe nur mit Ärmeln des Pullovers über den Händen anfassen) dargestellt.

Beispiel: Waschzwang – Therapieziele von Herrn S.

- Verstehen, wieso sich meine Angst vor Ansteckung entwickelt hat und was diese und meine Versuche, einer Infektion vorzubeugen, momentan aufrechterhält.
- Reduktion der Vermeidung von Situationen (z. B. Feiern bei der Arbeit, Treffen mit Freunden), während derer ich mich anstecken könnte.
- Reduktion des Händewaschens und anderer vorsorglicher Verhaltensweisen.
- Akzeptanz meiner intrusiven Gedanken über Infektionen.
- Reduktion der wahrgenommenen Bedeutung der intrusiven Gedanken.
- Realistischere Einschätzung der Wahrscheinlichkeit, mit der meine Befürchtung eintreffen wird, sowie von meiner Verantwortlichkeit/Möglichkeit, dieses zu beeinflussen.

4.2.2 Planung der Behandlungssitzungen

Die Behandlung soll in wöchentlichen Sitzungen mit gelegentlichen Doppelsitzungen für Expositionen durchgeführt werden

Je nach Stärke der Symptomatik kann die Therapie eine unterschiedliche Anzahl an Behandlungsstunden umfassen. Gemäß AWMF-Leitlinie soll bei Ansprechen auf die Therapie die KVT mit Exposition bis zum Erreichen einer klinischen Remission fortgeführt werden (Y-BOCS-Gesamtwert von maximal 12 sowie eine Verbesserung der Lebensqualität; Voderholzer et al., 2022). An die Behandlung können Boostersitzungen angeschlossen werden, um das Erlernte über einen längeren Zeitraum zu stabilisieren und den Transfer in den Alltag zu erleichtern und länger zu begleiten (vgl. auch Kapitel 4.6). Für aufwendigere Expositionen mit Reaktionsverhinderung sollten Doppelsitzungen veranschlagt werden. Die AWMF-Leitlinie schlägt mit einem Empfehlungsgrad von B vor, wenn möglich hochfrequente Expositionen im Sinne einer Blockexposition an unmittelbar konsekutiven Therapietagen, mindestens aber zwei lange Expositionseinheiten in einer Woche durchzuführen (Voderholzer et al., 2022). Die Expositionssitzungen erfordern eine gesonderte Planung, die zeitnah vor deren Durchführung ausgearbeitet werden soll (vgl. auch Kapitel 4.4).

Die einzelnen Sitzungen sollten zunächst eine kurze Rekapitulation der Hausaufgaben (z. B. eine Expositionsübung) beinhalten. Der Hauptteil der Sitzung sollte dann auf das aktuelle Thema verwendet werden (z. B. kognitive Umstrukturierung der Überschätzung von Konsequenzen). Zum Abschluss sollten in einem letzten Teil erneut Hausaufgaben (z. B. das Führen eines Gedankentagebuchs und das Einüben der erlernten Strategien der kognitiven Umstrukturierung) bis zur nächsten Sitzung definiert werden.

4.2.3 Therapeutisches Setting und therapeutische Beziehung

Einzeltherapie ist die Regel und ein Einbezug der Angehörigen kann angezeigt sein

Grundsätzlich wird ambulante KVT für die Zwangsstörung im Einzelsetting angeboten, wenn diese nicht verfügbar ist, sollte sie im Gruppensetting angeboten werden (Voderholzer et al., 2022). Grundsätzlich können die Einzel- auch mit Gruppensitzungen kombiniert werden, insbesondere für die Psychoedukation oder die Vermittlung des Störungsmodelles und Behandlungsrationals (vgl. auch „Informationen für Betroffene" im Anhang auf Seite 85). Bei jungen Patienten oder solchen, bei denen Partner oder Eltern stark in das Zwangssystem eingebunden sind, kann eine teilweise Integration dieser in die Behandlung sinnvoll oder sogar notwendig sein (vgl. auch „Informationen für Angehörige" im Anhang auf Seite 88). KVT-Selbsthilfeansätze in Offline- oder Onlinesettings können zur Überbrückung von Therapiewartezeiten oder (regionalen) Versorgungsengpässen eingesetzt werden.

Vor dem Hintergrund der in Kapitel 4.1 geschilderten potenziellen Schwierigkeiten am Behandlungsbeginn ist eine ausführliche Etablierung einer therapeutischen Beziehung ratsam. Die folgenden Strategien können dabei hilfreich sein:

- Zunächst empfiehlt sich ein empathisches Zuhören, damit der Patient einerseits die Erfahrung machen kann, nicht auf Unverständnis zu stoßen, und andererseits, um die individuelle Symptompräsentation beim Patienten zu verstehen.
- Da Patienten mit Zwangsstörung sich teilweise in Details verlieren, kann es sinnvoll sein, sie zu unterbrechen, ihre Offenheit und die Fülle an Informationen zu bestärken und dann mit einer konkret an einer Situation oder Verhaltensweise orientierten Frage auf den zu explorierenden Punkt zu lenken.

Es ist indiziert, gezielt nach potenziell schambehafteten Themen zu fragen

- Einige Zwangsgedanken können die Patienten stark verunsichern oder beschämen (z. B. sexualisierte oder aggressive Gedanken). Bei einer entsprechenden Vermutung kann die Therapeutin Beispiele früherer (fiktiver) Patienten nennen, die ähnliche Gedanken gehabt haben bzw. diese neutralisierenden Handlungen gezeigt haben. Dadurch wird es dem Patienten ermöglicht, zu erkennen, dass er nicht der Einzige ist, der an solchen Symptomen leidet, aber auch, dass die Therapeutin Erfahrung in dem

Bereich aufweist. Zudem kann er auch die Erfahrung machen, dass die Psychotherapie ein geschützter Raum ist, in welchem solche Themen angesprochen werden können.

- Genaues Beobachten von Verhaltensweisen des Patienten (z. B. wiederholtes Kontrollieren, ob der Rucksack auch neben dem Stuhl steht), kann mit etwas zeitlichem Abstand beschrieben und mit dem Patienten eingeordnet werden. Auf sofortiges Ansprechen sollte verzichtet werden, damit sich der Patient nicht in die Enge getrieben fühlt.

Nicht nur zu Beginn der Therapie ist ein Fokus auf die therapeutische Beziehung essenziell, es kann auch im Laufe der Psychotherapie immer wieder zu Beziehungstests kommen:

- Äußern kann sich ein solches Verhalten u. a. in wiederholtem Zuspätkommen, Vergessen der Hausaufgaben und unterschwelliger Aggressivität. Es erscheint wichtig, an dieser Stelle nicht in eine Auseinandersetzung einzusteigen, sondern eine kooperativ-machtfreie Haltung zu behalten.
- Teilweise kann sich die Ambivalenz gegenüber der Behandlung seitens der Patienten auch in Form von weitschweifigen Schilderungen ihrer Symptomatik äußern, sodass kein Ansetzen von therapeutischen Techniken und damit auch keine Strukturierung bzw. Veränderung emotionaler und kognitiver Prozesse möglich erscheint. Es gilt, diese Prozesse sehr früh transparent zu machen und mit dem Patienten ein Vorgehen für das Unterbrechen abzusprechen, sodass sich diese Interaktionsprozesse nicht etablieren. Für eine ausführliche Darstellung von Umgang mit Therapieambivalenz sei auf Hötzel und von Brachel (2022) verwiesen.

Transparenz in Bezug auf beziehungstestendes Verhalten herstellen

Einbezug der Therapeutin in Rückversicherungsverhaltensweisen transparent aufgreifen

Besondere Vorsicht ist bei der Einbindung der Therapeutin in das Rückversicherungsverhalten des Patienten geboten. Bei Nichtteilnahme an der Rückversicherung besteht die Gefahr, dass sich der Patient nicht verstanden fühlt, bei Rückversicherung durch die Therapeutin wird eine Gelegenheit verpasst, eine Toleranz der Unsicherheit und des Unbehagens einzuüben. Auch hier gilt es, den Prozess der Rückversicherung für den Patienten transparent zu machen, indem vergangene Erfahrungen mit Rückversicherung und deren bestenfalls kurzfristige Wirksamkeit betrachtet werden. Bei Patienten mit Zwangsstörung haben sich eine erhöhte kognitive und Verhaltensinflexibilität (Gruner & Pittenger, 2017) und ein vermehrtes Bedürfnis nach Kontrolle (Clark & Purdon, 2016) gezeigt, welche ebenfalls in Konflikt mit der therapeutischen Beziehung kommen können. Es kann hier notwendig sein, zunächst an den dysfunktionalen Überzeugungen bezüglich Veränderung und Kontrolle zu arbeiten. Weitere Charakteristiken, die die Kommunikation zwischen Patient und Therapeutin behindern und somit der therapeutischen Beziehung schaden können, sind Zweifel und Entscheidungsschwierigkeiten und wenig Vertrauen in die eigene Erinnerungsfähigkeit (Radomsky et al., 2001). Die zugrunde liegenden Überzeugungen sollten entsprechend identifiziert und therapeutisch bearbeitet werden.

4.3 Behandlungsrational und Erarbeiten des Modells

Grundlage für die Erarbeitung eines individuellen Störungsmodells mit dem Patienten ist das in Kapitel 2.2 dargestellte kognitiv-behaviorale Modell der Zwangsstörung (vgl. hierzu auch die Karte „Kognitiv-behaviorales Modell der Zwangsstörung“ am Ende des Buches). Dabei ist es zentral, dass das Modell auf die individuellen intrusiven Gedanken, Überzeugungen bezüglich der Gedanken und der damit assoziierten Neutralisierungsverhaltensweisen angewendet wird (vgl. auch Abbildung 2 auf Seite 13). Aus dem Modell lässt sich dann das Rational für die therapeutischen Ansatzpunkte der Exposition mit Reaktionsverhinderung und der (meta-)kognitiven Arbeit ableiten. Die Erarbeitung des Modells soll interaktiv vonstattengehen, so werden immer wieder die Begrifflichkeiten des Patienten sowie seine Beispiele nachgefragt, er wird ermuntert, Zwischenfragen zu stellen und Zweifel anzubringen.

Bedeutung, die Patienten den intrusiven Gedanken beimessen, herausarbeiten

Bedürfnis nach Sicherheit und Kontrolle, Streben nach Perfektionismus und erhöhtes Verantwortungsbewusstsein sowie Gedankenfusionen sind für empfundene Bedeutung von Gedanken relevant

Zunächst werden mit dem Patienten aufdringliche Gedanken gesammelt. Die Therapeutin erklärt, dass dies Gedanken sind, die alle Menschen haben können. Allerdings nehmen nicht bei allen Menschen die Gedanken Formen von Obsession an und werden negativ erlebt. Die Valenz der Gedanken hängt sehr von der Bedeutung ab, die Menschen den intrusiven Gedanken beimessen. Diese können beeinflusst werden durch das Bedürfnis nach Sicherheit und Kontrolle, einem hohen Streben nach Perfektionismus und einem erhöhten (moralischen) Verantwortungsbewusstsein. Je geringer ausgeprägt die Unsicherheitstoleranz ist und je höher ausgeprägt das Kontrollbedürfnis sowie das Verantwortungsbewusstsein sind, desto mehr Bedeutung wird einem Gedanken wie beispielsweise „Habe ich die Kerze ausgepustet, als ich weggegangen bin?“ zugesprochen. Darüber hinaus können an dieser Stelle die Fusionsannahmen zu den Bedeutungen der intrusiven Gedanken exploriert und integriert werden. Häufig werden nämlich Interpretationen mit zurückliegenden oder zukünftigen Ereignissen (Gedanken-Ereignis-Fusion: „Wenn ich denke, ich könnte jemanden überfahren haben, dann ist es wahrscheinlich auch so passiert“) oder Handlungen (Gedanken-Handlungs-Fusion: „Wenn ich denke, ich könnte blasphemische Aussagen laut herausschreien, dann werde ich das auch tun“) gleichgesetzt (für mehr Details zum metakognitiven Modell der Zwangsstörung siehe Exner & Hansmeier, 2020). Aus diesen gedanklichen Prozessen resultieren negative Emotionen (Ängste, Unruhe, Scham, Ekel, Traurigkeit). Die Gedanken sind unangenehm und die Patienten versuchen, diese zu unterdrücken, rückgängig oder ungeschehen zu machen. Daraus resultieren Zwangshandlungen, die sich sowohl im Verhalten als auch in gedanklichen Prozessen (z. B. beten) manifestieren können. Durch diese Handlungen wird kurzfristig wieder eine gewisse Sicherheit und Kontrolle zurückgewonnen, was sich reduzierend auf die negativen Emotionen

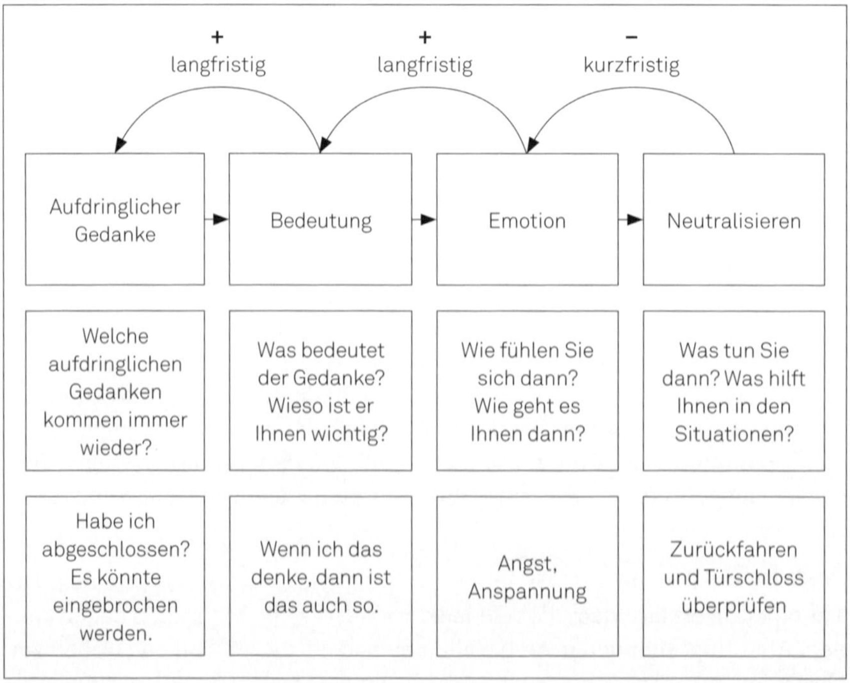

Abbildung 3: Bestandteile des individuellen Störungsmodells, Hilfen zu deren Exploration und Erarbeitung sowie exemplarische Antworten einer Patientin mit Kontrollzwang

auswirkt und damit das Neutralisierungsverhalten verstärkt. Außerdem bestärkt es die Überzeugung, dass etwas gemacht werden muss, um Unheil abzuwenden, die Bedeutung der intrusiven Gedanken werden also höher. Dadurch wird den intrusiven Gedanken mehr Aufmerksamkeit gewidmet, was auch zu einem Anstieg ihrer Häufigkeit bzw. Identifikation führt. In Abbildung 3 sind die einzelnen Bestandteile des Modells, mögliche Fragen zu deren Exploration beim Patienten und exemplarische Antworten von Patienten dargestellt.

Während der Erarbeitung des Modells sollen auch Unterschiede zwischen gedanklicher Vermeidung und bewusster gedanklicher Auseinandersetzung betont werden

Für die Erarbeitung eines individuellen Störungsmodells kann auch das Arbeitsblatt „Modell der Zwangsstörung“ (vgl. Anhang auf Seite 91) verwendet werden. Zur Exploration der Zwangsgedanken und -handlungen im Alltag können zudem Symptomprotokolle eingesetzt werden (vgl. „Symptomprotokoll“ im Anhang auf Seite 92).

Bei der Erarbeitung des individuellen Störungsmodells können sich Zweifel aufseiten der Patienten ergeben. Oft führen Patienten an, dass sie schon versucht hätten, den Zwängen zu widerstehen, dass das aber nicht funktioniert hätte. Hier lohnt es sich, den Unterschied zwischen gedanklicher Vermeidung und der bewussten gedanklichen Auseinandersetzung herauszuarbeiten. Bei der gedanklichen Vermeidung steht das Ziel im Vordergrund, den Gedanken zu unterdrücken oder loszuwerden, was mit einem Angstanstieg verbunden ist. Bei der bewussten gedanklichen Auseinandersetzung mit der Befürchtung und der Akzeptanz des Gedankens und seiner möglichen Konsequenzen ist langfristig eine Angstreduktion möglich. Patienten zweifeln oft daran, ob es sinnvoll ist, die Zwangshandlungen wie Kontrollieren oder Waschen komplett sein zu lassen, aus Angst, dass wirklich etwas passieren könnte. Es kann sinnvoll sein, das Bedürfnis nach 100-prozentiger Sicherheit gegenüber den eigenen Zielen zu hinterfragen oder das Problem der Gefahrenüberschätzung anzusprechen (vgl. auch Kapitel 4.5).

Die beispielhafte Entwicklung eines individuellen Störungsmodells mit einer Patientin wird im Folgenden dargestellt:

Beispieldialog: Erstellen eines individuellen Störungsmodells

Th.: Sie haben mir ja schon erzählt, dass Sie unter Kontrollzwängen leiden. Können Sie mir sagen, was denn so ein typischer Gedanke ist, den Sie dann haben, wenn Sie aus dem Haus gehen, und den Sie dann nicht mehr aus dem Kopf bekommen?

Pat.: Typischerweise befinde ich mich im Auto oder Bus, zum Beispiel auf dem Weg zur Arbeit, und bin mir dann auf einmal nicht mehr sicher, ob ich abgeschlossen habe und befürchte dann, dass jemand bei uns einbrechen könnte.

Th.: Jetzt ist das ja ein Gedanke, der für Sie sehr aufdringlich ist und der Sie nicht mehr loslässt. Wissen Sie, warum dieser Gedanke für Sie so wichtig ist und was er für Sie bedeutet?

Pat.: Ich denke mir dann immer, dass dieser Gedanke ganz bestimmt wahr ist und es ja einen Grund gibt, dass ich denke, dass ich nicht abgeschlossen habe. Ich glaube einfach, dass, wenn ich diesen Gedanken habe, das dann auch so sein muss.

Th.: Das ist eine Überzeugung, die für Sie natürlich bedeutet, dass Ihr Gedanke, nicht abgeschlossen zu haben, immer stärker wird. Also, wie fühlen Sie sich dann in dieser Situation mit dem Gedanken?

Pat.: Hmm, zunächst einmal habe ich Angst davor, recht zu haben, und davor, was dann alles passieren könnte. Außerdem kann ich an gar nichts anderes mehr denken und mich auf nichts mehr konzentrieren. Ich bin dann total angespannt.

Th.: Klar, das ist nachvollziehbar. Kann es sein, dass diese Angst und die Anspannung, die sie da erleben, dazu beitragen, dass Sie immer mehr und mehr tatsächlich daran glauben, recht zu haben? Sie glauben dann, dass die Angst, nicht abgeschlossen zu haben, überhaupt nicht nur ein aufdringlicher Gedanke sein kann, sondern wahr sein muss, schließlich würden Sie sich sonst ja nicht so ängstlich fühlen.

Pat.: Genau.

Th.: Wie verhalten Sie sich denn in so einer typischen Situation, damit diese unangenehmen Gefühle weggehen?
Pat.: Ich fahre zurück nach Hause und überprüfe, ob die Tür tatsächlich zu ist.
Th.: Und dadurch gehen die Angst und die Anspannung dann weg oder werden zumindest kurzfristig ein bisschen weniger, richtig?
Pat.: Klar, aber meistens hält das nicht besonders lange an.

4.4 Exposition mit Reaktionsverhinderung

Die Theorie des inhibitorischen Lernens liegt der Exposition mit Reaktionsverhinderung zugrunde

Die Notwendigkeit des Einbezugs von Exposition mit Reaktionsverhinderung als therapeutische Technik in die KVT-basierte Behandlung wird in der S3-Leitlinie (Voderholzer et al., 2022) ausdrücklich hervorgehoben. Das Rational für die Exposition liegt in der Theorie des inhibitorischen Lernens (inhibitory learning; Craske et al., 2014; Jacoby & Abramowitz, 2016). Diese wurde aus der Habituationstheorie entwickelt. Im Rahmen der letzteren wurde zunächst angenommen, dass Zwangsgedanken persistieren, weil Personen nicht an den Gedanken und damit einhergehende Emotionen habituieren, u.a. da sie aktive (Zwangshandlungen) und passive Vermeidungsstrategien (Vermeidung von Situationen, die Zwangsgedanken triggern) zeigen (Rachman, 1971). Als Folge widersprüchlicher empirischer Befunde hierzu wurde in einer Weiterentwicklung postuliert, dass für die Veränderung der Angst im Rahmen einer Exposition mit Reaktionsverhinderung das Angstnetzwerk – d.h. Informationen über den Angststimulus, verbale, physiologische und Verhaltensantworten sowie interpretative Informationen – aktiviert sein muss. Alternative, mit den bereits eingespeicherten Erinnerungen inkompatible Informationen, die in diesem Aktivierungszustand präsentiert werden, tragen dann bei Integration ins Netzwerk zu Veränderungen der Emotionen bei. Übersetzt auf die Exposition mit Reaktionsverhinderung bei der Zwangsstörung würde das bedeuten, dass die Situation, der sich der Patient aussetzt, genug Aktivierungspotenzial für die Angst haben muss und der Patient während der Exposition mit Reaktionsverhinderung, aber auch in der darauffolgenden Nachbereitung dazu angeregt werden soll, sich mit dem neu Gelernten (z.B. „Ich kann mit der Unsicherheit bezüglich des potenziell nicht ausgeschalteten Herds umgehen") auseinanderzusetzen.

Zentral ist eine freie Entscheidung des Patienten für oder gegen Exposition mit Reaktionsverhinderung

Die Indikation für eine Exposition mit Reaktionsverhinderung wird mit dem Patienten gemeinsam aus dem individuellen Störungsmodell abgeleitet. Das Rational kann insbesondere über die folgenden drei Argument hergeleitet werden: (1) Die bisherigen Lösungsversuche, die Gedanken über den Einsatz der Zwangshandlungen loszuwerden, waren nicht erfolgreich; (2) die Ausführung der Zwangshandlungen verhindert die Erfahrung, dass die Situation/der

Zwangsgedanke auch ohne neutralisierendes Verhalten aushaltbar gewesen wäre; (3) das Unterlassen der Zwangshandlungen ermöglicht die Gewöhnung an die den negativen Affekt auslösenden Gedanken. Idealerweise wird die Notwendigkeit der Exposition vom Patienten selbst genannt, wobei diese Einsicht mittels geleiteten Entdeckens gefördert werden soll (siehe dazu das folgende Beispiel). Wichtig ist, dass die Einführung der Technik vor dem Hintergrund einer etablierten und vertrauensvollen therapeutischen Beziehung durchgeführt wird.

Einsicht in die Notwendigkeit der Exposition kann beim Patienten durch geleitetes Entdecken gefördert werden

Beispieldialog: Ableitung des Rationals für die Exposition mit Reaktionsverhinderung

Th.: Sie erinnern sich an unser Modell aus der letzten Sitzung, in der wir erarbeitet haben, dass das Kontrollverhalten dazu führt, dass die Angst, dass Sie dir Tür nicht richtig abgeschlossen haben und nun eingebrochen werden könnte, kurzfristig weniger wird.

Pat.: Ja, ich erinnere mich. Das ist auch so, dann geht es mir besser. Aber wie Sie sagen, wenn ich dann wieder im Bus auf dem Weg zur Arbeit sitze, bin ich doch wieder nicht sicher, ob ich es dieses Mal richtig gemacht habe. Und wenn ich dann wieder zu Hause bin, muss ich dann auch nicht nochmals los, weil ich dann so zu spät für die Arbeit bin, das geht gar nicht.

Th.: Das heißt, die Erleichterung durch das Überprüfen hält bis maximal in den Bus an und dann ist die Unsicherheit und damit die Anspannung wieder da?

Pat.: Hmmm.

Th.: Außerdem sagen Sie noch was ganz anderes Wichtiges: Das wiederholte Kontrollieren hält Sie von anderen Dingen ab, nämlich beispielsweise von der Arbeit. In unserer letzten Sitzung erzählten Sie auch, dass Sie es nicht zum Konzert mit Ihrem Mann geschafft haben, obwohl er Ihnen zum Geburtstag extra die guten Karten besorgt hatte. D.h., das Kontrollverhalten funktioniert nicht nur nicht, sondern schadet Ihnen also auf lange Frist sogar?

Pat.: Da haben Sie recht. Das ist echt frustrierend. Ich bin nur in der Situation dann so „gefangen“, dass ich nicht weiß, was ich denn sonst tun soll.

4.4.1 Vorbereitung der Exposition mit Reaktionsverhinderung

Im Rahmen der psychologischen Vorbereitung auf die Expositionstherapie werden die Angstkurven gemeinsam mit dem Patienten besprochen. Besonderes Augenmerk liegt dabei auf dem Verlauf der Angst in Verbindung mit

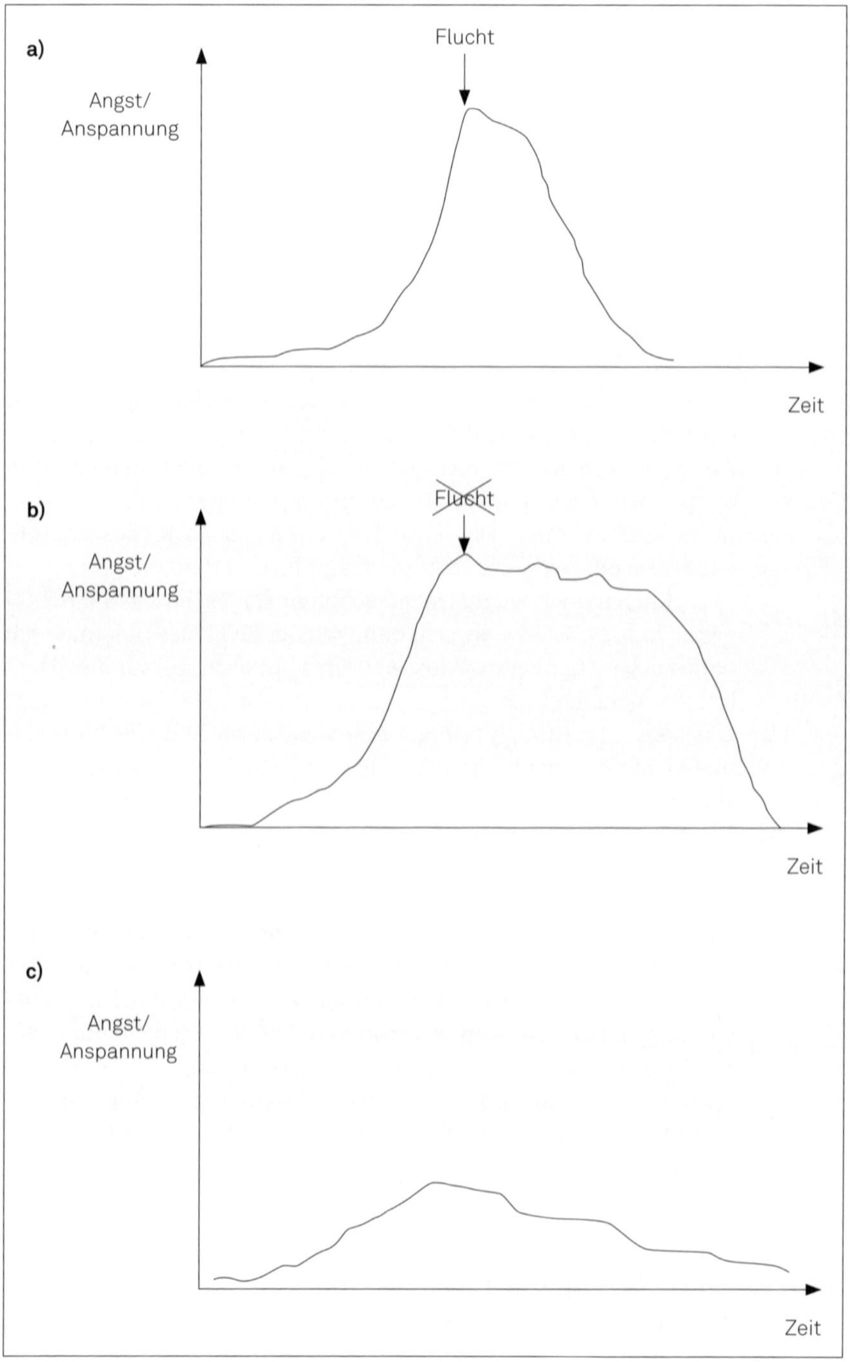

Abbildung 4: Rational zur Beschreibung des Veränderungsprozesses bei Exposition: (a) Abfall der Angstkurve bei Neutralisierung/Vermeidung; (b) Angstkurve ohne Neutralisierung/Vermeidung; (c) Angstkurve nach erfolgter Exposition

dem Einsatz von Ritualen und Zwangshandlungen sowie der Frage, wie sich die Angst entwickeln würde, wenn auf die Zwangshandlungen verzichtet wird. Hierzu kann zunächst nochmals auf das bereits erarbeitete individuelle Störungsmodell und die darin beschriebenen Situationen, Zwangsgedanken und -handlungen Bezug genommen werden. Zur Veranschaulichung kann es hilfreich sein, den Verlauf der Angst oder Anspannung über die verschiedenen angstinduzierenden Gedanken und angstreduzierenden Rituale in einem Diagramm darzustellen (vgl. Abbildung 4). Die entscheidende Erkenntnis in diesem ersten Schritt ist, dass die Zwangshandlungen kurzfristig helfen, die Angst und Unruhe zu reduzieren.

Im Anschluss wird erarbeitet, wie die Angst- oder Anspannungskurve verläuft, wenn Rituale unterlassen werden. Dabei ist es entscheidend, die Patienten darauf vorzubereiten, dass die Angst und Anspannung möglicherweise über das gewohnte Maß ansteigen können, aber nicht ins Unermessliche. Es gilt dann, zu betonen, dass sowohl Forschung als auch klinische Erfahrung mit anderen Patienten zeigen, dass bei Reaktionsverhinderung – also dem Unterlassen von Handlungen als Reaktion auf Zwangsgedanken oder angstauslösende Situationen – die Angst und Anspannung nach einer gewissen Zeit nicht mehr weiter steigt, sondern wieder abnimmt. Die Therapeutin sollte betonen, dass keine genauen Voraussagen gemacht werden können, wie lange es dauert, bis eine bedeutsame Reduktion der Angst und Anspannung eintritt, da es sich um einen individuellen Prozess handelt, der jedoch bei den meisten Patienten funktioniert. Am Ende der Exposition kann auch ein gewisses Ausmaß an Restspannung bestehen bleiben. Darüber hinaus soll auch immer betont werden, dass es auch um Lernprozesse geht, d.h. dass die erfolgreiche Angstreduktion eine mehrfache Wiederholung der Exposition erfordert. Ebenfalls von Relevanz ist, zu besprechen, wie lange nach der Exposition die Reaktionsverhinderung anhalten soll, d.h. wie lange auf die Ausführung der Zwangshandlungen verzichtet werden sollte oder welche Verhaltensweisen erlaubt sind (z.B. normales Händewaschen, aber kein ausführliches Reinigungsritual an dem Tag durchführen). Dies verhindert, dass während der Expositionssituation eine Beruhigung stattfindet, die durch die Gewissheit entsteht, dass nach Abschluss der Expositionssitzung die Rituale durchgeführt werden können.

Hierarchie der Situationen erstellen, in denen Zwangsgedanken und das Bedürfnis zu neutralisieren auftreten

Im nächsten Schritt wird eine Hierarchie der Situationen aufgestellt, in denen Zwangsgedanken auftreten und das Bedürfnis nach neutralisierendem Verhalten oder Ritualen auftritt. Diese Situationen werden nach dem Ausmaß des in der Situation auftretenden negativen Affekts (z.B. Angst, Scham, Ekel) auf einer Skala von 0 bis 100 bewertet und in eine Rangreihe gebracht. Ein Beispiel ist in Abbildung 5 zu finden.

Im Folgenden wird eine beispielhafte Konversation zum Rational und zur Einführung der Hierarchie sowie der Vorbereitung der Exposition dargestellt.

Zwangsszenarien (d.h. zwangsrelevante Situationen, Gedanken oder Erfahrungen)	Schwierigkeitsgrad
1. Von Leuten berührt zu werden, zum Beispiel in einem vollen Aufzug	10
2. Leuten die Hand schütteln	12
3. Den Toilettenraum bei der Arbeit benutzen	20
4. Einen rötlichen Fleck auf dem Bürgersteig sehen und mich fragen, ob es sich um Blut handelt	25
5. Einen neuen Weg zur Arbeit nehmen	30
6. Über eine Kreuzung zu fahren und mich dann zu fragen, ob die Ampel rot war	40
7. Eine öffentliche Toilette benutzen	45
8. Die Spur wechseln beim Alleinfahren	50
9. Auffahren auf eine verkehrsreiche Autobahn	60
10. Auf einer Straße in der Stadt fahren mit vielen Fußgängern auf dem Bürgersteig	65
11. An Radfahrern vorbeifahren	70
12. Einen rötlichen Fleck auf der Arbeitsplatte der Büroküche sehen	75
13. Im Bus sitzen und einen rötlichen Fleck auf einem anderen Sitz bemerken	75
14. Eine Mahlzeit für Gäste zubereiten	75
15. Die Geräte in einem Fitnessstudie nutzen	77
16. Auf einem Stuhl in einer Arztpraxis sitzen und einen Fleck bemerken	80
17. Einen kleinen, bandagierten Schnitt in der Hand haben	85
18. Einen kleinen, geronnen Schnitt auf der Hand haben, ohne Pflaster	95
19. Eine Person läuft auf ein Auto zu, während ich über einen Fußgängerüberweg fahre	97
20. Ein Taschentuch aufheben, dass Blutflecken eines Fremden hat	100

Abbildung 5: Beispiel für eine Hierarchie der Situationen, in denen Zwangsgedanken und der Drang nach neutralisierendem Verhalten auftreten

Beispieldialog: Ableitung des Rationals für die Exposition mit Reaktionsverhinderung

Th.: Bislang haben Sie entweder komplett vermieden, das Haus zu verlassen, und haben rausgefunden, dass Sie dann nicht ängstlich und nervös werden aufgrund der Befürchtungen, dass in Ihrem Haus in Abwesenheit etwas schieflaufen könnte. Haben Sie das Haus doch verlassen, sind Sie oft mehrere Male zurückgekehrt oder mussten sicherstellen, dass Nachbarn oder Angehörige kurz für Sie checken, ob zu Hause alles ok ist. Dem Drang zurückzukehren oder Leute stellvertretend checken zu lassen, geben Sie nach, weil Sie die Erfahrung gemacht haben, dass die Spannung nachlässt, wenn Sie das tun. Was Sie bei beiden Vorgehensweisen nicht erfahren können, ist, dass die Anspannung auch abnimmt, wenn Sie sich in die Situation begeben, aber dem Drang, zu kontrollieren (bzw. kontrollieren zu lassen), nicht nachgeben. D. h., dass Ihre Anspannung oder Furcht von selbst langsam, aber sicher abnimmt, wenn Sie einfach mit dem Bus weiter zum Büro fahren bzw. mit Ihrem Mann im Auto zum Konzert.

Pat.: Sie meinen, ich soll das nicht tun, was mir zumindest ein bisschen hilft?

Th.: In einer gewissen Weise ja. Wir hatten ja besprochen, dass das Kontrollieren (lassen) kaum bzw. nur sehr kurz funktioniert, und Sie meinten ja auch, dass Sie dadurch mittel- bis längerfristig mehr Schwierigkeiten bekommen. Sie erwähnten, dass Ihr Arbeitgeber nicht besonders froh darüber ist, dass Sie so häufig kurzfristig nicht zur Arbeit kommen. Die Behandlung, die ich nun mit Ihnen besprechen möchte und die wir Exposition mit Reaktionsverhinderung nennen, besteht darin, dass Sie üben, die Anspannung und Furcht auszuhalten, und zwar in Situationen, die für Sie nicht einfach sind. Es wird häufig sein, dass die Spannung am Anfang stark zunimmt, dass Sie Ihrer Meinung nach sogar unerträglich wird, aber wenn Sie durchhalten, wird die Spannung nach einiger Zeit von selbst abnehmen. Wir werden natürlich nicht gleich mit den schwierigsten Aufgaben beginnen: Wir beginnen mit Situationen, die auch jetzt schon ab und an gelingen oder nur wenig Anspannung hervorrufen. Erst wenn diese Aufgaben bewältigt sind, das heißt, wenn Sie die Situation spannungsfrei ertragen können, ohne dem Drang nachgeben zu müssen, zu kontrollieren, gehen wir zu einer Situation über, die etwas schwieriger ist.

Pat.: O.k., ich verstehe. Wie sieht eine solche Exposition denn aus?

Th.: Wir werden im Folgenden eine Liste von Situationen erstellen, die Sie vermeiden bzw. die die Befürchtungen und die Anspannung sowie den Drang, zu kontrollieren, auslösen und bringen diese in eine Reihenfolge hinsichtlich ihrer Schwierigkeit. Wenn wir uns dann eine Startsituation ausgesucht haben, planen wir die Konfrontation mit der Situation. Dabei geht es darum, negative oder dysfunktionale Gedanken zu antizipieren, die vielleicht während der Exposition auftreten und die wir dann überprüfen können. Außerdem können wir auch überlegen, zu welchen möglichen Sicherheitsverhaltensweisen Sie sich gedrängt fühlen könnten, damit ich Sie während der Exposition fragen kann bzw. Sie dabei unterstützen kann, diese zu unterlassen. Wie lange genau die Exposition selbst dauert, ist sehr schwer vorherzusagen, weil das für die einzelnen Personen sehr unterschiedlich sein kann. Wichtig ist auch, dass man manchmal auch nach Abschluss der Exposition die Sicherheitsverhaltensweisen noch etwas länger unterlassen sollte, sodass man die Reduktion der Anspannung wirklich auf die neuen Erfahrungen und nicht wieder kurzfristig auf das Kontrollieren zurückführen kann.

Nachdem die Hierarchie erstellt wurde, werden dem Patienten das massierte und das graduierte Vorgehen bei der Exposition angeboten. Meistens wählen die Patienten die graduierte Exposition, welche als schonender wahrgenommen wird und mit einem geringeren Abbruchrisiko einherzugehen scheint (z. B. Hoffmann & Hofmann, 2004). Der nächste Schritt besteht darin, eine Situation auszuwählen, wobei man bei der Zwangsstörung in der Regel mit einer mittelschweren Situation (ca. 50 auf der Skala) beginnt. Die Situation sollte im Therapiesetting durchgeführt werden können, von der Therapeutin gut kontrolliert werden können und für den Patienten praktische Relevanz haben. Idealerweise sollte die erste Exposition unter therapeutischer Anleitung stattfinden, auch wenn dies einen Hausbesuch erfordert. Zudem ist es empfehlenswert, dass die Exposition in vivo (also in der realen Umgebung) und nicht nur in der Vorstellung (in sensu) durchgeführt wird. Die Leitlinie empfiehlt zudem, wenn umsetzbar, die Exposition mit Reaktionsmanagement hochfrequent durchzuführen, beispielsweise als Blockexposition an aufeinanderfolgenden Therapietagen oder mindestens mit zwei längeren Expositionseinheiten pro Woche (Voderholzer et al., 2022).

Detailreiche Vorbereitung der Exposition: mehr Sicherheit des Patienten in der Durchführung, geringere Abbruchrate, größerer Erfolg

Die Vorbereitung der eigentlichen einzelnen Exposition fokussiert auf die Besprechung der Dauer, des Verhaltens von Patient und Therapeutin und des eigentlichen Ziels, d. h. den Kriterien für eine erfolgreiche Exposition mit Reaktionsverhinderung. Im Durchschnitt plant man für die erste Exposition drei Therapiestunden ein, wobei zeitliche Flexibilität von großer Bedeutung ist, um sicherzustellen, dass keine laufende Exposition aus zeitlichen Gründen abgebrochen werden muss. Die Therapeutin thematisiert mit dem Patienten nochmals die Notwendigkeit, Rituale und Zwangshandlungen (einschließlich gedanklicher Rituale, wie z. B. Beten oder Zählen) zu unterlassen. Es kann sich hier lohnen, die wahrscheinlich in der Situation auftretenden Rituale bzw. Zwangshandlungen auf dem Expositionsvorbereitungsblatt zu notieren. Es wird vereinbart, wie die Therapeutin den Patienten während der Exposition

Vorbereitung der Exposition mit Reaktionsverhinderung

1. Spezifische Expositionssituation

Um welche Situation (Szenarium) geht es?

Befürchtung des Schreiens von blasphemischen Aussagen im Bus.

Was verursacht mir den größten Stress?

Busfahren: mit vielen Menschen in einer eingeschlossenen Räumlichkeit; es ist laut und eng; Drang, blasphemische Aussagen zu schreien, um Anspannung zu reduzieren.

Welches Sicherheits-/Vermeidungsverhalten wende ich üblicherweise an?

Rosenkranzbeten als Zwangshandlung zur Senkung der Anspannung und des Stresses, damit Schreien nicht nötig wird.

2. Erfassung von Gedanken

Negative Gedanken und Vorhersagen:

Die ganzen Menschen sind zu viel. Die Sitznachbarn berühren mich mit ihren Armen, das mag ich nicht. Alleine die Tatsache, dass ich daran denke, was Gotteslästerliches zu schreien, zeigt, was für ein schlechter Mensch ich bin und dass ich es auch tun würde. Ich muss mich wieder „reinwaschen" und den Rosenkranz beten.

Alternative Gedanken/Sichtweisen:

Die Busfahrt dauert nicht lange und ich habe noch nie was Peinliches oder Gotteslästerliches rausgebrüllt, warum sollte ich es jetzt tun? Gedanken sind frei. Nur weil ich was denke, bedeutet es weder, dass ich ein schlechter Mensch bin, noch, dass ich es auch sofort tue.

3. Expositionsziele und Erfolgskriterien

Was sind die Ziele? Wie bzw. worin zeigt sich der Erfolg?

Aushalten der Anspannung und Betrachten ihrer Reduktion über die Zeit auf maximal 20. Kein Rosenkranzbeten und sonstiges Sicherheitsverhalten.

Abbildung 6: Beispielhaft ausgefülltes Arbeitsblatt zur Vorbereitung der Exposition mit Reaktionsverhinderung

darauf aufmerksam machen wird, wenn ihr eine solche Verhaltensweise auffällt, und es wird betont, dass während der Exposition keine Rückversicherungsfragen beantwortet werden. Außerdem kann die Therapeutin an dieser Stelle nochmals deutlich machen, dass nichts geübt wird, das nicht im Voraus besprochen wurde. Es wird gemeinsam festgelegt, in welchen zeitlichen Intervallen während der Exposition nach dem aktuellen Angstniveau und anderen negativen Affekten gefragt wird. Es wird zudem festgelegt, dass die Exposition erst dann beendet wird, wenn eine bedeutsame Reduktion der Angst erreicht ist. Die Therapeutin wartet, bis das Angstrating des Patienten zwischen 20 und 30 liegt, bevor die Übung abgeschlossen wird. In Abbildung 6 findet sich ein Beispiel für die schriftliche Vorbereitung einer Exposition für eine Patientin, die sich Sorgen macht, dass sie in einem vollen Bus blasphemische Äußerungen rumschreien könnte (vgl. hierzu auch das Arbeitsblatt „Vorbereitung der Exposition mit Reaktionsverhinderung" im Anhang auf Seite 93).

Bei hoher Einbindung in die Zwangssymptomatik können Angehörige in die Expositionsbehandlung einbezogen werden

Es kann überlegt werden, Angehörige einzubeziehen, insbesondere wenn diese stark in die Zwänge des Patienten eingebunden sind. In solchen Fällen ist es wichtig, sie über das Konzept der Expositionstherapie zu informieren und zu besprechen, wie sie sich in Zukunft unterstützend verhalten können. So könnten sie beispielsweise Aufgaben, die sie bisher übernommen haben, wie das stellvertretende Kontrollieren des Aussteckens von elektrischen Geräten beim Verlassen des Hauses, wieder an die Patienten zurückgeben. Auch der schrittweise Abbau von Ritualen (z. B. Waschen und Umziehen bei Ankunft zu Hause) soll in Rücksprache mit dem Patienten von den Angehörigen vollzogen werden. Das Gespräch und die Aufklärung der Angehörigen sollten gemeinsam mit den Patienten vorbereitet und durchgeführt werden. Idealerweise könnten sogar die Patienten über das Expositionsrational aufklären und den Angehörigen selbst Instruktionen darüber geben, wie diese sich zukünftig verhalten können.

Für eine erfolgreiche Durchführung von Exposition und Reaktionsverhinderung ist ein großes Ausmaß an Motivation des Patienten notwendig. Wenn Zweifel an der Motivation des Patienten bestehen, sollte dies offen angesprochen werden. In Tabelle 3 sind einige Probleme und passende Lösungsmöglichkeiten aufgeführt.

Tabelle 3: Mögliche Lösungen für Probleme bei der Einführung der therapeutischen Technik der Exposition mit Reaktionsverhinderung aus Sicht des Patienten

Mögliche Problematik und Beispiel	Bearbeitung/Lösung
Unpassende Ziele und Erwartungen *Beispiel:* Angstfrei beim Verlassen des Hauses zu sein.	Realitätsnähe und Inkompatibilität mit einer Methode, die eine Konfrontation mit Gedanken und Gefühlen involviert, thematisieren

Tabelle 3: Fortsetzung

Mögliche Problematik und Beispiel	Bearbeitung/Lösung
Vergangene Erfahrungen und Wissen zu Exposition mit Reaktionsverhinderung *Beispiel:* Der Patient hat in einer abgebrochenen Therapie unvorbereitete Expositionsübungen durchgeführt	Genaue Informationen erfragen; Therapeutinnenunterschiede sowie Dosis-Effekt-Sensitivität betonen
Falsche Überzeugungen hinsichtlich Exposition mit Reaktionsverhinderung *Beispiel:* Die Methode zwingt Menschen, Dinge zu tun, die sie nicht wollen, oder lässt mich mehr Angst ertragen, als ich fähig bin	Sokratischer Dialog zur Identifikation der Überzeugungen und kognitive Umstrukturierung; dem Patienten die freie Entscheidung über die Durchführung der Exposition überlassen; ggf. motivationsfördernde Strategien einsetzen
Präferenz für nicht anstrengende Behandlungsmethode *Beispiel:* Patient äußert den Wunsch nach einem Medikament, das einfach die Angst abstellen soll	Eine Analyse von Kosten und Nutzen der Methode gegenüber den Alternativen durchführen, z. B. selbstständiges Management der Symptome, nur Medikation o. Ä.

4.4.2 Durchführung der Exposition mit Reaktionsverhinderung

Therapeutenverhalten ist während Exposition mit Reaktionsverhinderung zentral

Während der therapeutengeleiteten Exposition mit Reaktionsverhinderung sollte die Therapeutin auf die folgenden Hilfestellungen achten:

- Die Therapeutin sollte den Patienten ausdrücklich für seinen Mut loben und ihn in seiner Entscheidung bestärken, sich in die angstbesetzte Situation zu begeben.
- Die Therapeutin sollte den Patienten für jeden einzelnen Fortschritt während der Exposition loben und ermutigen.
- Die Therapeutin leitet den Patienten immer wieder an, sich bewusst auf die auftretenden Emotionen zu fokussieren und diese wahrzunehmen, ohne jedoch mit Ritualen auf sie zu reagieren. Dabei wird in regelmäßigen Abständen nach dem Ausmaß der Angst, Anspannung oder anderen Gefühlen gefragt. Falls der Patient Rituale zeigt, weist die Therapeutin darauf hin und ermutigt ihn, in der Situation zu bleiben, selbst wenn Zweifel aufkommen.

Um dem Patienten klare Verhaltensregeln für die Exposition an die Hand zu geben, kann ein Arbeitsblatt verwendet werden, das die wichtigsten „Dos and Don'ts" zusammenfasst (vgl. das Arbeitsblatt „Selbstinstruktionen für die Durchführung der Exposition mit Reaktionsverhinderung" im Anhang auf

Seite 94). Dieses Arbeitsblatt kann individuell mit dem Patienten ergänzt werden. Im Kasten sind einige wichtige Punkte zur Durchführung der Exposition aufgelistet, die Patienten beachten sollten.

Beispiele für Selbstinstruktionen bei der Durchführung einer Exposition mit Reaktionsverhinderung

- Ich suche Situationen auf, vor denen ich Angst habe. Ziel dabei ist, dass ich die Angst aushalte.
- Während der Exposition unterlasse ich alles Vermeidungsverhalten. Ich konzentriere mich nur auf das, was um mich herum wirklich passiert.
- Ich unterdrücke die körperlichen Angstsymptome nicht! Ich versuche eher, mich auf die Symptome zu konzentrieren und sie noch stärker zu machen.
- Ich verdränge keine Gedanken, die die Angst verstärken. Stattdessen sage ich sie ganz bewusst vor mich hin und durchdenke sie, damit die Angst steigt.
- Ich gebe der Angst Zeit, vorbeizugehen. Ich bekämpfe meine Angst nicht. Ich laufe nicht davon. Ich akzeptiere meine Angst.
- Ich beobachte, wie meine Angst zurückgeht. Es kann sein, dass ich bestimmte Körperempfindungen (z. B. Brustschmerzen) noch länger spüre als die Angst. Wichtig ist, dass die Angst am Ende der Übung merklich weniger geworden ist.
- Meine Schamgefühle und Ekel werden vermutlich nicht zurückgehen – das ist ganz normal und wird später gesondert bearbeitet. Hier geht es um meine Angst.
- Ich verlasse die Situation erst, wenn die Angst wirklich abgenommen hat.
- Es kommt darauf an, zu lernen, mit der Angst umzugehen, und nicht, sie zu vermeiden.
- Wenn ich die Übung aus irgendwelchen Gründen abbrechen muss, bevor die Angst deutlich weniger geworden ist, wiederhole ich sie so schnell wie möglich.
- Ich belohne mich dafür, dass ich die Angst ausgehalten habe.

4.4.3 Nachbereitung der Exposition mit Reaktionsverhinderung

Stärkung der Effekte der Exposition durch kognitive Nachbereitung

Zur Maximierung der Effekte der therapeutengeleiteten Exposition ist eine Nachbereitung dieser essenziell. In der Besprechung kann eine gemeinsame Betrachtung einer Visualisierung der verschiedenen Angstratings über die Übung hinweg erstellt werden, sodass der Erfolg des Patienten nochmals verdeutlicht wird. Die Betrachtung kann auch erneut für eine Würdigung und Verstärkung der Bemühungen des Patienten genutzt werden. In einem weiteren Schritt kann nochmals Bezug genommen werden auf nicht antizipierte, aber während der Exposition aufgetretene Rituale und diese können in der Planung der nächsten Expositionen bewusst antizipiert werden.

In der Nachbereitung sollen auch die Bemühungen des Patienten gewürdigt und verstärkt werden

Des Weiteren kann auf Emotionen wie beispielsweise Traurigkeit, Schuldgefühle oder Aggression eingegangen werden, die während der Exposition aufgetreten, aber ebenfalls nicht antizipiert worden sind. Während es über den Verlauf der Exposition vor allem darum ging, auch diese Emotionen zuzulassen und zu lernen, dass diese ausgehalten werden können, soll in der Nachbereitung der Ursprung der Emotion ergründet und somit die Funktionalität der Zwangshandlung in der Situation besser verstanden werden. Dabei kann es helfen, die Patienten nach vergangenen Situationen zu fragen, in denen sie ähnliche Emotionen erlebt haben. Neben dem Erwerb von alternativen Emotionsbewältigungsmechanismen können so auch biografiebedingte dysfunktionale Überzeugungen identifiziert und umstrukturiert werden.

Außerdem kann durch eine Analyse der Erfahrungen und des eigenen Verhaltens während der Expositionssituation der Transfer auf andere Situationen erleichtert und die Umstrukturierung dysfunktionaler Annahmen bezogen auf Einschätzungen von Gefahren und eigenen Handlungskompetenzen unterstützt werden. Dabei werden Techniken basierend auf der Theorie des inhibitorischen Lernens genutzt, um die Erfahrungen aus der Exposition im Sinne eines Verhaltenstests zur kognitiven Umstrukturierung dysfunktionaler bzw. falscher Überzeugungen zu nutzen. Die Therapeutin kann dazu u. a. die folgenden offenen Fragen stellen:

- Was haben Sie für sich aus der Exposition und dem Ergebnis mitgenommen?
- Wie schätzen Sie die Gefahr der Situation aktuell ein? Mit welchen Situationen verhält es sich noch ähnlich wie mit dieser?
- Wie wollen Sie den Umgang mit diesen Situationen in der Zukunft handhaben?

Überzeugungen können auch in das begleitende Arbeitsblatt aufgenommen werden und die Ergebnisse der Exposition können damit verglichen werden (vgl. Arbeitsblatt „Nachbesprechung der Exposition“ im Anhang auf Seite 95 sowie das Beispiel in Abbildung 7). Aus der Theorie des inhibitorischen Lernens empfiehlt sich zudem eine Variabilität in den Situationen der Expositionen.

Idealerweise wird nach einer mit der Theapeutin erfolgreich bearbeiteten schwierigen Situation in Eigenregie übergegangen

Die Anzahl an Expositionen mit Reaktionsverhinderung, die therapeutengeleitet durchgeführt werden sollen, ist unterschiedlich groß. Idealerweise wurde mindestens eine der Situationen bewältigt, die am meisten Angst auslöst, bevor zum Üben im Selbstmanagement übergegangen wird. Eine – wenn

Nachbesprechung der Exposition

Angst/Anspannung

Einschätzung der Angst/Anspannung auf einer Skala von 0 bis 100:

anfangs: 90 nach der Hälfte: 70 am Ende: 20

Bewertung der Fortschritte

Wurden die festgelegten Ziele und Erfolgskriterien erreicht?

Die Anspannung reduzierte sich mit der Zeit von allein, ohne dass ich einen Rosenkranz beten oder eine meiner anderen Sicherheitsverhaltensweisen durchführen musste.

Es ist möglich, die Anspannung auszuhalten, bis sie weniger wird.

Haben sich die negativen Gedanken und Vorhersagen bewahrheitet?

Nein! Ich konnte die Anspannung aushalten.

Ich musste nicht schreien, obwohl ich daran gedacht habe.

Wenn nicht, was bedeutet das für mich? Was wurde gelernt?

Nur weil ich etwas denke, passiert es nicht automatisch.

Während ich Gedanken nicht kontrollieren kann, ist das bei Verhalten schon der Fall und nur weil ich mal etwas denke, heißt das nicht, dass ich alles immer tue und damit ein schlechter Mensch bin. Im Gegenteil, die Tatsache, dass ich mir darüber Gedanken mache, zeigt wie bedacht ich bin.

Wie belohne ich mich für die Anstrengung und den Erfolg?

Ich gehe mit meinem Partner ein Eis essen.

Abbildung 7: Beispielhaft ausgefülltes Arbeitsblatt zur Nachbesprechung der Exposition

auch kürzere – Vor- und Nachbereitung der einzelnen Expositionen empfiehlt sich dennoch, sodass eine Maximierung der Effekte erreicht werden kann. Generell werden in Eigenregie dann ungefähr 90 Minuten Exposition pro Tag bei mittlerer und schwerer Symptomatik und zumindest wöchentliche Expositionen bei milder Symptomatik empfohlen (Foa & Kozak, 1997).

4.4.4 Optimierung des inhibitorischen Lernens während der Exposition

Der hier beschriebene Expositionsansatz beinhaltet, dass die Gefahrensituation aktiv hergeführt wird und Zwangsrituale nicht ausgeführt werden. Während der Durchführung liegt der Fokus auf der Wahrnehmung von Angst und Anspannung und deren Reduktion über die Zeit, die auf dem Prinzip der Habituation beruht. Es gibt jedoch einige Hinweise darauf, dass der Erfolg von Exposition vor allem auf inhibitorischem Lernen beruht. Einen guten Überblick gibt der Artikel von Craske et al. (2014), welcher auch in deutscher Übersetzung vorliegt (Pittig et al., 2015). Die zentrale Annahme ist, dass während der Extinktion oder Exposition, d.h. der Konfrontation mit dem konditionierten Reiz in Abwesenheit der aversiven Konsequenz, neben der ursprünglich gelernten Assoziation eine weitere (sekundäre) inhibitorische Assoziation gelernt wird. Das heißt, es wird gelernt, dass der Gefahrenreiz nun ein neutrales Ergebnis vorhersagt. Diese neue Assoziation steht auch nach mehrfacher Wiederholung in Konkurrenz mit der ursprünglichen Assoziation. Verschiedene empirische Beobachtungen können mit diesem Ansatz erklärt werden: beispielsweise, dass die Angstreaktion spontan wieder auftreten kann oder sie kontextabhängig erneuert werden kann. Zentraler Unterschied zum habituationsbasierten Vorgehen ist, dass die Reduktion der Angst während der Exposition nicht entscheidend ist, sondern die Widerlegung der Erwartungen für die Situation. Das Vorgehen weist daher viele Parallelen zu Verhaltensexperimenten auf, aber geht mit seiner übenden Komponente über das reine Testen und Widerlegen von Annahmen und Überzeugungen hinaus.

Die Exposition sollte so gestaltet sein, dass eine maximale Erwartungsverletzung zwischen Vorhersage und tatsächlichem Ergebnis hergestellt werden kann

Craske et al. (2014) schlagen eine Reihe von Maßnahmen vor, die geeignet sind, das inhibitorische Lernen zu optimieren, die auf den Prinzipen der Lerntheorien beruhen. Für einen möglichst großen Lernerfolg sollte die Exposition so gestaltet sein, dass die individuellen Vorhersagen für die Konsequenzen der Situation maximal vom tatsächlichen Ausgang abweichen sollten. Das umfasst, dass zuvor genau exploriert werden sollte, was in der Situation erwartet wird, um im Anschluss den tatsächlichen Ausgang damit vergleichen zu können. Ein Beispiel für die Vor- und Nachbereitung der Exposition ist in Abbildung 8 dargestellt. Die Dauer der Exposition ist dabei nicht davon abhängig, wann die Angst nachgelassen hat, sondern sollte so lange dauern, bis die Erwartungen ausreichend geprüft werden konnten.

Vor der Exposition	Nach der Exposition
Ziel	Traf die Befürchtung, die Ihnen am meisten Angst machte, ein?
Wenn der Partner mit dem Auto unterwegs ist, aktiv daran denken, dass er einen Unfall haben wird.	*Nein.*
Was befürchten Sie am meisten?	Wie können Sie das wissen?
Wenn ich das denke, ist es wahrscheinlich, dass ihm was passiert.	*Dem Freund ist an keinem der Tage etwas passiert, obwohl ich den Gedanken gedacht habe.*
Wie wahrscheinlich ist das?	Was haben Sie gelernt?
80%	*Selbst wenn ich schlimme Gedanken denke, passiert nichts.*

Abbildung 8: Beispiel für eine Vor- und Nachbereitung der Exposition nach dem Prinzip des inhibitorischen Lernens

In der Exposition können mehrere Gefahrenreize kombiniert werden, um die Erwartungsverletzung zu maximieren

Durch die Extinktion mit gelegentlicher Verstärkung, also der Provokation des befürchteten Ergebnisses, kann dem späteren Wiedererwerb der Angst vorgebeugt werden

Als zweite Strategie kann die „vertiefte Extinktion“ eingesetzt werden, wodurch auch die Erwartungsverletzung beim Lernen maximiert wird. Bei der vertieften Extinktion werden mehrere Gefahrenreize in der Exposition miteinander kombiniert. Ein Beispiel wäre die Provokation von aversiven Zwangsgedanken, wie jemanden mit dem Messer erstechen zu können, in Gegenwart eines Messers im Raum oder dabei das Messer auf die Therapeutin zu richten. Als dritte Strategie wird die Extinktion mit gelegentlicher Verstärkung vorgeschlagen, welche die gelegentliche Provokation des gefürchteten bzw. aversiven Ergebnisses umfasst (z. B. die Provokation einer Panikattacke im Kaufhaus). Mit dieser Methode wird bereits in der Therapie ein potenzielles Wiedererleben negativer Erfahrungen provoziert, um so einem späteren Wiedererwerb der Angst vorzubeugen. Die vierte Strategie ist das Entfernen von Sicherheitssignalen, welche auch für die Durchführung von Expositionen mit dem Habituationsrational ungünstige Auswirkungen haben. Sicherheitssignale (z. B. die Therapeutin sieht, was ich tue, und wird verhindern, dass ich den Herd anlasse) verhindern und mildern die Angst oder Anspannung in der Gefahrensituation und behindern damit sowohl das inhibitorische Lernen als auch die Habituation. Die inhibitorische Lernerfahrung in der Exposition kann durch eine hohe Variabilität der Situationen und Kontexte zusätzlich optimiert werden. Dies verhindert auch, dass die inhibitorische Lernerfahrung sehr kontextspezifisch ist und ein Wiederauftreten der Angst in ungeübten Kontexten wahrscheinlich wird. Die längerfristige Aufrechterhaltung des Gelernten kann durch Erinnerungsreize gefördert werden wie beispielsweise ein Foto der erfolgreichen Exposition oder individuelle Symbole.

4.4.5 Mögliche Schwierigkeiten bei der Exposition mit Reaktionsverhinderung

Mit Unterstützung des Therapeuten soll die Aufmerksamkeit auf die Angst gelenkt werden

Es kann passieren, dass Patienten versuchen, sich beispielsweise durch weitschweifige Diskussion von ihren Emotionen abzulenken. In solchen Fällen liegt die Verantwortung bei der Therapeutin, die Aufmerksamkeit wieder auf die Emotionen zurückzulenken. Wenn während der Expositionsübung keine Angst auftritt, können verschiedene Gründe dafür in Betracht gezogen werden. Einerseits kann es sein, dass die Angst oder Anspannung nicht durch Situationen an sich ausgelöst werden, sondern durch internale Faktoren wie Gedanken. Dies kann vor allem bei ausgeprägtem *post-event processing* vorkommen, d.h. wenn die eigentliche Sorge oder Anspannung erst viel später im Nachdenken über die Situation auftritt. Ein Beispiel dafür könnte sein, dass ein Patient erst viel später während der Arbeit Angst und Anspannung empfindet, weil er sich Sorgen macht, auf dem Arbeitsweg möglicherweise jemanden unabsichtlich auf die Gleise gestoßen zu haben, obwohl er auf dem eigentlichen Arbeitsweg ruhig ist. Andererseits kann es sein, dass der Patient kognitiv vermeidet. In solchen Fällen ist es wichtig, den Patienten nach seinen aktuellen Gedanken zu fragen und ihn dazu anzuleiten, bei dem eigentlichen Zwangsgedanken zu bleiben und diese vielleicht sogar laut zu äußern, damit die Therapeutin auf ein gedankliches Neutralisieren aufmerksam werden kann. Schließlich kann es auch vorkommen, dass der Patient die Therapeutin als Sicherheitssignal wahrnimmt, indem er sich sagt, dass die Therapeutin nichts Schlimmes passieren lassen würde und sie beispielsweise darauf achten würde, ob der Herd vor dem Verlassen des Hauses ausgeschaltet wurde. In solchen Fällen ist es ratsam, dass die Therapeutin dem Patienten erklärt, dass sie ihren Fokus gerade vollständig auf den Patienten legt, d.h. sich also beispielsweise vom Herd abwendet. Dem Patienten soll so deutlich gemacht werden, dass die Therapeutin keine Rückversicherung liefern kann. Dieses Verhalten sollte insbesondere bei der Exposition bei Kontrollzwängen schon vorab besprochen werden und es sollte gemeinsam mit dem Patienten erarbeitet werden, wie sich die Therapeutin verhalten kann, um nicht zum Sicherheitssignal zu werden (vgl. das folgende Beispiel). Es kann auch passieren, dass keine oder eine ungenügende Reduktion der Angst bzw. Anspannung stattfindet. In solchen Fällen kann die bereits erwähnte kognitive Vermeidung der Grund sein und sollte entsprechend angesprochen werden. Nach erfolgreicher Exposition ist es auch wichtig, den Übergang von einer Expositionssituation zu anderen Alltagssituationen anzustoßen und zu begleiten, da dies nicht automatisch geschieht.

Bei fehlender Wirksamkeit kognitive Vermeidung in Betracht ziehen

Therapeutin als Sicherheitssignal

Beispieldialog: Nachbearbeitung einer nicht erfolgreichen Exposition

Th.: Ich kann verstehen, dass Sie enttäuscht sind, dass die Anspannung und Befürchtungen gar nicht so hoch angestiegen sind, wie Sie das sonst gewohnt sind, und auch keine bedeutsame Reduktion dieser über den Verlauf der Exposition zu verzeichnen war.

Pat.: Ja, ich bin echt etwas traurig darüber, zumal ich mich echt überwinden musste, die Stange in der U-Bahn anzufassen.

Th.: Ich finde es auch außerordentlich mutig von Ihnen, dass Sie sich der Situation gestellt haben. Allein diese Tatsache gibt uns nun die Möglichkeit, zu analysieren, was wir vielleicht in der Vorbereitung übersehen haben. Oft ist es tatsächlich so, dass man in der Vorbereitung nicht alle Sicherheitsverhaltensweisen gesammelt hat, weil diese manchmal so unbewusst ablaufen, dass die Patienten sich außerhalb der Situationen gar nicht an diese erinnern. Gerade Sicherheitsverhaltensweisen, die sich eher auf der gedanklichen Ebene abspielen, bleiben oft eher unentdeckt. Lassen Sie uns also die Gelegenheit nutzen und die Exposition nochmals anschauen.

Pat.: Das klingt nachvollziehbar. Das heißt, es geht vor allem darum, was ich so gedacht habe währenddessen?

Th.: Genau, gab es etwas, das Sie in der Situation beruhigt hat?

Pat.: Ja, auf jeden Fall schon mal, dass Sie dabei waren?

Th.: O.k., wie das denn?

Pat.: Ich habe halt schon angenommen, dass Sie mich nichts anfassen lassen würden, was mich wirklich krank machen würde. Wenn ich jetzt so drüber nachdenke, ist das natürlich ziemlich doof. Woher sollten Sie denn wissen, welche U-Bahn einfahren würde und welche Stange ich anfassen wollen würde. Sie würden ja kaum vorher reingehen und alle reinigen.

Th.: Da haben Sie natürlich recht. Da sieht man, wie das Gehirn einem manchmal ein Schnippchen schlägt. Das heißt, dass wir in der nächsten Exposition darauf achten müssen, kurz vor dem Start nochmals zu besprechen, dass ich auch nicht mehr Kontrolle über die Situation habe als Sie und dass ich Sie während der Exposition nach Ihren Gedanken bezüglich meiner Funktion als Sicherheitsanker frage. Welche Gedanken haben Sie sich denn bezüglich der Sicherheitsverhaltensweisen bzw. deren Unterlassung gemacht?

Pat.: Hmmm, ich habe mir einfach anfangs gesagt, dass die meisten Keime nicht direkt über die Haut aufgenommen werden, sondern dadurch, dass man sich danach an Mund und Nase fasst und die Keime über die Schleimhäute eindringen – das hatte ich mal irgendwo gelesen. Ich habe mir entsprechend einfach vorgenommen, mir nicht ins Gesicht zu fassen und ganz arg darauf geachtet. Und nach der vereinbarten Zeit nach der Exposition konnte ich ja dann auch die Hände waschen und dann war es ja wieder gut.

Th.: Ah, ja, das macht inhaltlich Sinn. Er untergräbt aber natürlich so ein bisschen die Idee der Exposition.

Pat.: Ja, das fällt mir jetzt auch auf. Also wahrscheinlich muss ich mir diese Sicherheit auch noch nehmen. Vielleicht muss ich mir kurz ins Gesicht fassen oder so.

Th.: Das ist eine richtig gute Lösung. Wir haben also nun aus der ersten Exposition zwei wichtige Dinge über die Sicherheitsverhaltensweisen lernen können, die wir in die folgenden Expositionen integrieren können.

4.4.6 Besonderheiten spezifischer Zwangsformen

Die Zwangsstörung ist durch unterschiedliche Symptombereiche gekennzeichnet, welche sich auch in unterschiedlichen Zwangsgedanken und -handlungen äußern. Diese Eigenheiten erfordern leichte Adaptationen in der Durchführung der Exposition mit Reaktionsverhinderung. In Tabelle 4 sind die verschiedenen Zwangsphänotypen und die damit einhergehenden Adaptationen zusammengefasst.

Adaptation der Exposition mit Reaktionsverhinderung bei unterschiedlichen Zwängen

Tabelle 4: Besonderheiten bei verschiedenen Zwangsphänotypen und mögliche Adaptationen bei der Durchführung der Expositionsübungen

Zwangsphänotyp	Mögliche Adaptationen
Kontroll- und Wiederholungszwänge	*Therapeuten sollten kein Sicherheitssignal werden:* Patienten neigen dazu, die Verantwortung an die Therapeutin zu übertragen, und erleben in deren Gegenwart weniger Angst. Daher ist es ratsam, das Verhalten der Therapeutin wie oben ausgeführt zu besprechen und den Patienten Expositionen allein durchführen zu lassen.
	Abgrenzung normale Überprüfungen vs. Kontrollzwang: Es ist sinnvoll, diese Abgrenzung mit dem Patienten zu besprechen. Zwanghaftes Kontrollieren kann in der Regel daran erkannt werden, dass es bewusst zur Beruhigung eingesetzt wird. Patienten sind aber in der Lage, sich selbst realistische Ziele bezüglich des Kontrollierens zu setzten. Langfristig ist es das Ziel, nicht mehr Kontrollhandlungen auszuführen, als dies die meisten Menschen in vergleichbaren Situationen tun würden.
Waschzwänge/ Kontaminierungsängste	*Ein Modell sein:* Die Therapeutin macht die Expositionsübung zu Kontamination mit Schmutz vor, um dem Patienten zu zeigen, dass diese keine Gefahr darstellt. Dies kann helfen, zu verdeutlichen, dass die gefürchteten Konsequenzen unrealistisch und übertrieben sind.
	Aufteilung in „saubere" und „schmutzige" Bereiche aufbrechen: Häufig besteht eine klare Trennung zwischen „sauberen" und „schmutzigen" Bereichen. Der Patient soll diese Trennung so weit wie möglich und unwiderruflich aufheben. Dazu können Gegenstände zwischen den Bereichen ausgetauscht werden oder „saubere" Bereiche mit „schmutzigen" Gegenständen kontaminiert werden (z.B. sich mit Straßenkleidung auf die Couch setzen).

Tabelle 4: Fortsetzung

Zwangsphänotyp	Mögliche Adaptationen
	Unterscheidung zwischen Hygienehandlungen und Waschzwang: Ähnlich wie beim Kontrollieren sollen Patienten diese Unterscheidung lernen und in der Lage sein, notwendige Hygienehandlungen auszuführen.
Gedankliche Zwangshandlungen	*Differenzierung der aufdringlichen Gedanken und der Neutralisierungsgedanken:* Während der Exposition werden aufdringliche Gedanken provoziert, während Neutralisierungsgedanken unterlassen werden sollen. Die aufdringlichen Gedanken sollen bewusst vorhersehbar und wiederholbar gemacht werden, beispielsweise durch Aufschreiben oder als Tonaufnahme. Diese Aufzeichnungen können dann auch in bisher vermiedenen Situationen genutzt werden. *Auslösen von aufdringlichen Gedanken durch Situationen oder Gegenstände:* Es sollen gezielt Situationen aufgesucht bzw. Gegenstände (z. B. ein Messer in die Hand nehmen bei aggressiven Zwangsgedanken; religiöse Objekte bei religiösen Zwangsgedanken) genutzt werden, um aufdringliche Gedanken auszulösen. *Alternatives Auslösen von aufdringlichen Gedanken durch Vorstellungsübungen:* Dies kann genutzt werden, falls externe Auslöser diese nicht auslösen bzw. diese in der Praxis nicht adäquat umsetzbar sind. Dabei ist relevant, dass alle Sinneskanäle, gedanklichen Interpretationen, emotionalen Reaktionen und Verhaltensweisen der Patienten miteinbezogen werden. Außerdem sollte die Therapeutin vorher absprechen, wie viel Angst hervorgerufen werden soll und wie sie Neutralisierung unterbinden oder ihr entgegensteuern kann. Um dem inneren Erleben zu folgen, ist Befragung des Patienten während der Übung notwendig. Es ist darauf zu achten, dass dieser trotzdem nicht aus der Vorstellung aussteigt.
Hort- und Sammelzwänge	*Identifizierung der Zwangsgedanken bezüglich des Hortens:* Häufig spielen Unvollständigkeitserleben und die Angst vor negativen Konsequenzen für sich oder andere Personen eine zentrale Rolle. Im Rahmen der Exposition wird die Weggabe oder Entsorgung von einzelnen Gegenständen konfrontiert. *Emotionssuppression:* Oft ist bei dieser Variante der Störung die Unterdrückung von Emotionen besonders ausgeprägt. Es ist also wichtig, dass es beim Entrümpeln in erster Linie darum geht, Emotionen zu provozieren. Die Bearbeitung der hochkommenden Emotionen und biografischer Erlebnisse ist zentral.

Umstrukturiert werden Interpretationen der Zwangsgedanken, nicht Intrusionen selbst

4.5 Kognitive Interventionen

Das Kernprinzip für die Kognitive Therapie bei Zwangsstörungen besteht darin, verzerrten Interpretationen im Zusammenhang mit den Zwangsgedanken und -handlungen zu korrigieren. Dabei ist es zunächst essenziell, den Zusammenhang zwischen Situationen, Kognitionen, Emotionen und Verhalten zu erläutern. Die unterschiedlichen Emotionen, die mit unterschiedlichen Kognitionen, d.h. Interpretationen der Situation, einhergehen, sollten dadurch illustriert werden (vgl. folgendes Beispiel). Es muss hierbei zwischen Zwangsgedanken und deren Interpretation unterschieden werden. Ein Zwangsgedanke ist ein Gedanke, der sich vielen Leuten ab und an mal aufdrängt (Intrusion: z.B. „Ich könnte die Herdplatte nicht ausgeschaltet haben"). Diesen gilt es, nicht zu hinterfragen, da dieser nicht per se negative Emotionen auslöst. Die Interpretationen der Zwangsgedanken führen dazu, dass erstens dem Zwangsgedanken Aufmerksamkeit geschenkt wird und sie zweitens zu negativen Emotionen beitragen. Die Therapeutin sollte dann auch relativ zeitnah illustrieren, wieso das Ziel der Therapie nicht in der Unterbindung oder Kontrolle der Zwangsgedanken, sondern in der Veränderung der Interpretation liegt. Dazu kann einerseits das bisher erfolglose Verhalten der Neutralisierung thematisiert und andererseits ein Gedankenunterdrückungsexperiment durchgeführt werden. Dieses kann entweder konkret in der Sitzung umgesetzt werden mit der Bitte, nicht an den rosa Elefanten zu denken. Oder es kann als Hausaufgabe durchgeführt werden, indem der Patient instruiert wird, zu beobachten, was passiert, wenn er einzelne Gedanken unterdrückt oder bekämpft.

Beispieldialog: Anwendung einer kognitiven Intervention

Th.: Wir hatten gerade schon besprochen, dass je nach Interpretation einer Situation sich unterschiedliche Gefühle einstellen können. Sie meinten, dass Ihre Freundin beim Zuspätkommen der anderen Freundin wütend war, weil jene sie immer warten lässt, währenddem Sie schilderten, eher traurig zu sein, weil es für Sie ein Zeichen ist, dass Sie jener Freundin nicht besonders wichtig sind.

Pat.: Ja, das ist das erste Mal, das mir das in der Tiefe aufgefallen ist – ich dachte zuvor immer, dass alle in der Situation das Gleiche gefühlt hätten.

Th.: So ähnlich ist das auch mit Zwangsgedanken und was diese bedeuten.

Pat.: Sie meinen wirklich, dass nicht alle Leute Panik bekommen, wenn Sie denken, dass Sie die Herdplatte angelassen oder die Haustüre nicht abgeschlossen haben? Daran zweifle ich nun etwas. Ich weiß, dass ich da etwas übertreibe, aber dass das andere gar nicht berührt, wage ich zu bezweifeln ...

Th.: Dann lassen Sie uns das zusammen mal analysieren. Grundsätzlich sind die Zwangsgedanken ganz häufig, d.h. die meisten Menschen überlegen sich auf dem Weg zur Arbeit, ob Sie abgeschlossen, den Herd ausgemacht oder irgendetwas ausgesteckt haben – gerade, weil viele Menschen morgens im Stress sind, Dinge gleichzeitig tun und nicht besonders gut darauf achten. Tatsächlich scheint es aber so, dass nicht für alle diese Gedanken die massiven Auswirkungen haben, die Sie beschreiben. Wieso, denken Sie, ist das so?

Pat.: Vielleicht haben die ein besseres Gedächtnis oder es ist jemand zu Hause, der nochmals nachschauen kann oder sowas in der Art ...

Th.: Sie benennen nun also richtigerweise Unterschiede in Persönlichkeitseigenschaften oder der Person. Schauen wir uns doch mal an, was Sie und mögliche andere Personen über die Gedanken denken.

Pat.: Ich finde die Gedanken furchteinflößend. Wenn ich daran denke, muss ja was dran sein. Es ist fast ein bisschen so, als würde ich es herbeidenken; dann wäre ich ja auch ein echt schrecklicher Mensch, oder? Außerdem wäre es ja schrecklich, wenn etwas so Schlimmes passieren würde, nur weil ich nicht aufgepasst habe.

Th.: Das heißt, Sie machen sich ganz stark verantwortlich für das, was passieren könnte. Und Sie ziehen eine starke Verbindung zwischen dem, was Sie denken, und tatsächlichen Gegebenheiten, d.h. dass es wirklich passiert ist bzw. Ihrem Verhalten.

Pat.: Ja, das ist so. Und das ist auch das, was so beängstigend ist. Ich wäre ja dann schuld!

Th.: Das heißt aber, es ist nicht unbedingt der Gedanke per se, der Angst macht, sondern dessen Interpretation bzw. die Bedeutung, die diesem beigemessen wird.

Pat.: Ja, das stimmt. Aber ich wünschte trotzdem, dass ich die Gedanken wegschieben könnte.

Th.: Das kann ich verstehen. Das funktioniert so aber leider nicht – Sie erinnern sich an das Experiment mit dem rosa Elefanten, das wir durchgeführt haben?

Pat.: Ja. Man kann nicht nicht an den rosa Elefanten denken. Das heißt, ich muss die Hoffnung begraben, dass die Gedanken weggehen?

Th.: Weggehen werden sie nicht, das ist richtig. Aber wir können an deren Bedeutung arbeiten bzw. hinterfragen, ob die Interpretation richtig oder hilfreich ist.

Pat.: Damit werden die Gedanken dann weniger mächtig, oder? Das finde ich interessant.

4.5.1 Kognitive Umstrukturierung der Interpretationen von Zwangsgedanken

Kognitive Umstrukturierung der Interpretationen der Zwangsgedanken

Die Bearbeitung der Interpretationen der Zwangsgedanken erfolgt nach einem klassischen Schema und ist nicht spezifisch für die Zwangsstörung. Hier ist sie in knapper Form für die Zwangsstörung dargestellt, eine ausführliche (störungsübergreifende) Beschreibung findet sich unter Einsle und

Hummel (2015). Es gilt, zuerst ein Tagebuch einzuführen, in dem zunächst Situation, Emotion und intrusive Gedanken sowie darauf beruhende Interpretationen im Alltag identifiziert werden (vgl. das Arbeitsblatt „Gedankenprotokoll“ im Anhang auf Seite 96). Dem Patienten wird erklärt, dass für eine Veränderung der Interpretationen zunächst geübt werden muss, diese zu identifizieren. Nachdem einige Situationen gesammelt worden sind, wird damit begonnen, die inhärenten Fehlinterpretationen mittels sokratischer Disputation und Verhaltenstests zu korrigieren. Im Rahmen des sokratischen Dialogs wird mittels geleiteten Entdeckens versucht, die Punkte aufzudecken, die dafür und dagegen sprechen, dass die Interpretation unrealistisch ist. Dies kann durch die Nutzung der Zwei-Spalten-Technik verstärkt werden. Dabei wird der Patient nach alternativen Interpretationen gefragt und es werden in zwei Spalten nebeneinander die Gründe, die für die jeweilige Interpretation sprechen, gesammelt. Mittels „Angenommen, dass“-Fragen kann die Therapeutin versuchen, die diffuse Angst der Patienten zu substanziieren und damit auch teilweise zu entkräften. Die Fragen können sich darauf beziehen, wie schlimm es wäre, wenn die befürchtete schlimmste Situation denn eintreten würde, die Möglichkeit, diese wirklich zu verhindern, und den Möglichkeiten des Patienten bei Eintreten der Situation, dann damit umzugehen. In Abbildung 9 findet sich ein beispielhaft ausgefülltes Gedankenprotokoll und anschließend ein Dialog zwischen dem Patienten und der Therapeutin zur Erarbeitung eines Gedankenprotokolls.

In einem Tagebuch sollen zunächst Situationen, Emotionen und intrusive Gedanken sowie deren dysfunktionale Interpretationen identifiziert werden

Mithilfe der Zwei-Spalten-Technik können Gründe für die ursprüngliche und die alternative Interpretation gesammelt werden

Beispieldialog: Erarbeitung eines Gedankenprotokolls

Th.: Frau ..., Sie haben mir von einer Situation in der U-Bahn erzählt, in der Sie sich unwohl gefühlt haben. Wir wollen diese Situation jetzt einmal exemplarisch nutzen, um ein Gedankenprotokoll dafür zu erarbeiten.

Pat.: Ja, genau, das war gestern Morgen, als ich mit der U-Bahn zur Arbeit gefahren bin.

Th.: Gut. Können Sie die Situation genauer beschreiben?

Pat.: Die U-Bahn war total überfüllt und da es keine freien Sitzplätze mehr gab, musste ich stehen und mich an einer der Haltestangen festhalten. Da hatte ich sofort die Angst, dass ich mich mit irgendeiner Krankheit anstecken könnte. Die Stange war auch echt richtig klebrig.

Th.: Sie haben gerade schon die Angst genannt. Gab es sonst noch ein anderes Gefühl, dass Sie in diesem Moment empfunden haben?

Pat.: Ja, ich habe mich total geekelt!

Th.: Wenn Sie die Stärke dieser Gefühle auf einer Skala von 0 bis 100 % einordnen müssten, wie stark war sie dann in diesem Moment?

Pat.: Puh, auf einer Skala von 0 bis 100 würde ich schon 90 sagen, ich habe es fast nicht ausgehalten.

Th.: Als Nächstes möchte ich, dass Sie einen Gedanken benennen, der Ihnen in dieser Situation ganz automatisch in den Kopf gekommen ist.

Pat.: Ich hatte Angst, dass ich mir eine schwere Krankheit hole, diese dann auch noch mit nach Hause bringe und meinen Mann damit anstecken könnte. Wenn ihm dann etwas passiert, wäre es meine Schuld, das könnte ich nicht ertragen!

Th.: Fallen Ihnen Punkte ein, die dafür sprechen, dass Ihr Gedanke, dass es Ihre Schuld wäre, stimmen könnte, aber vielleicht auch welche, die dagegen sprechen?

Pat.: Naja, ich hätte natürlich besser planen können und damit die Gefahr einer Ansteckung verringern. Also zum Beispiel eine frühere U-Bahn nehmen, nicht gerade dann, wenn alle zur Arbeit müssen, oder ich hätte auch Handschuhe oder Desinfektionstücher einpacken können.

Th.: Sehr gut! Jetzt können wir noch überlegen, ob uns auch Argumente einfallen, die diesen Gedanken widerlegen, oder vielleicht zeigen, dass er nicht vollkommen rational ist.

Pat.: Ich weiß natürlich, dass, egal wie gut ich vorbereitet bin, die Gefahr einer Ansteckung niemals vollkommen umgangen werden kann. Und wahrscheinlich ist die Gefahr, dass ich mir eine schwere Krankheit in der U-Bahn hole, generell eher gering, vor allem, weil ich ja sehr gut darauf achte, mir nicht ins Gesicht zu fassen. Die Wahrscheinlichkeit, die Krankheit weiterzugeben, ist dann wohl noch kleiner.

Th.: Wenn Sie sich nun diese Argumente vor Augen führen, wie stark wäre dann Ihr Gefühl in der Situation?

Pat.: Wenn ich es schaffe, mir diese logischen Argumente vorzusagen, würde das sicher einen Effekt haben – vielleicht so 50.

...

Verhaltensexperimente zur Ergänzung der Disputation der verzerrten Interpretationen

Neben dem sokratischen Dialog und der Disputation von Interpretationen können auch Verhaltensexperimente eingesetzt werden (für eine ausführliche Darstellung siehe Einsle & Hummel, 2015). Dabei sollen empirische Daten zur Unterstützung unterschiedlicher Interpretationen gesammelt werden (Überzeugung: „Das Haus beginnt zu brennen, weil an der nicht ausgeschalteten Herdplatte ein Gegenstand Feuer fängt"). Es ist notwendig, dass möglichst konkrete Vorhersagen getroffen werden, die nach Ablauf des Experiments mit den Ergebnissen verglichen werden können. Es soll die Situation definiert werden („Nach dem Kochen wird Herd bewusst abgedreht und danach das Haus verlassen, ohne zurückzugehen und den Herd zu überprüfen"). Danach müssen die Kriterien festgelegt werden, nach denen beurteilt wird, ob die Überzeugung sich bewahrheitet („Der Herd wurde wirklich nicht ausgemacht"; „Die Platte hat sich überhitzt und hat etwas Naheste-

Gedankenprotokoll						
Wann (Datum, Uhrzeit)	**Situation und Intrusion**	**Gefühl**	**Stärke des Gefühls**	**Interpretation**	**Pro Interpretation**	**Kontra Interpretation**
10.2.2022 Morgens auf dem Weg zur Arbeit	U-Bahn ist voll, muss stehen und mich festhalten, „Ich könnte mich mit was anstecken."	Ekel, Angst	90%	Krankheiten sind gefährlich. Es braucht viel Disziplin und Vorsicht, sich nicht anzustecken.	Hätte besser planen sollen (andere U-Bahn, Handschuhe…)	100%ige Sicherheit gibt es nicht. In der Realität ist die Wahrscheinlichkeit der Ansteckung (und Weitergabe) gering.

Abbildung 9: Beispielhaft ausgefülltes Gedankenprotokoll als Grundlage zur kognitiven Umstrukturierung von Interpretationen der Zwangsgedanken

hendes in Brand gesetzt"). Eine Vor- und Nachbereitung ist analog zur Exposition mit Reaktionsverhinderung auch hier zentral für einen maximalen Erfolg der Technik. Dafür kann ein ähnliches Protokoll genutzt werden, wie bereits gesprochen (vgl. Abbildung 6 auf Seite 33 und Abbildung 7 auf Seite 38 sowie das Arbeitsblatt „Vorbereitung der Exposition mit Reaktionsverhinderung" auf Seite 93 und das Arbeitsblatt „Nachbesprechung der Exposition" auf Seite 95).

4.5.2 Veränderung irrationaler Überzeugungen

Bei der Zwangsstörung werden einige sehr charakteristische Verzerrungen im Denken beobachtet: Gefahrenüberschätzung, übertriebene Verantwortlichkeitsüberzeugungen, Perfektionismus, Notwendigkeit der Gedankenkontrolle, mangelnde Unsicherheitsintoleranz, Überschätzung der Bedeutung von Gedanken (Taylor & Cranton, 2012). Nachfolgend sind exemplarische Interventionen für deren Bearbeitung dargestellt, die zusätzlich oder in Kombination mit Verhaltensexperimenten eingesetzt werden können. Weitere Anregungen für die Modifikation von zwangstypischen Denkmustern findet sich im Manual *Erfolgreich gegen Zwangsstörungen – Metakognitives Training – Denkfallen erkennen und entschärfen* von Steffen Moritz und Marit Hausschild (Moritz & Hauschildt, 2012). Wichtig ist allerdings, dass es sich hier nicht um ein Manual zur Metakognitiven Therapie im Sinne von Wells (Wells, 2011) handelt (siehe dazu Kapitel 4.8).

Gefahrenüberschätzung

Wahrscheinlichkeitsrechnung zur Illustration der irrationalen Überzeugung durchführen

Bei Gefahrenüberschätzung handelt es sich einerseits um eine Überschätzung der Wahrscheinlich von Gefahr und andererseits der Konsequenzen der Gefahr. Um dem Patienten die irrationale Überzeugung zu illustrieren, kann eine Wahrscheinlichkeitsrechnung durchgeführt werden. Dazu wird zunächst nach der geschätzten Wahrscheinlichkeit für das Eintreten einer spezifischen Gefahr gefragt. Danach werden alle notwendigen Voraussetzungen erfasst, die erfüllt sein müssen, damit ein negatives Ereignis eintritt. Die Wahrscheinlichkeit all dieser Voraussetzungen wird einzeln eingeschätzt und diese Wahrscheinlichkeiten werden anschließend multipliziert, was in einer deutlich niedrigeren Wahrscheinlichkeit resultiert. Diese wird dann mit der ursprünglichen Einschätzung verglichen. Im Folgenden wird exemplarisch beschrieben, wie eine Konversation zur Gefahrenüberschätzung durchgeführt werden kann. In Abbildung 10 findet sich zu diesem Beispiel auch noch die Berechnung der kumulativen Wahrscheinlichkeit.

Beispieldialog: Gefahrenüberschätzung

Th.: Wenn ich Sie richtig verstehe, möchten Sie die Toiletten an Ihrem Arbeitsplatz nicht benutzen, aus Angst vor Keimen. Insbesondere haben Sie Angst, sich mit Noroviren anzustecken und im schlimmsten Falle sogar daran zu sterben, korrekt?

Pat.: Ja, das stimmt. Ich versuche, es so gut wie möglich zu vermeiden, dass ich während der Arbeitszeiten die Toilette benutzen muss, indem ich zum Beispiel wenig trinke oder erst zur Arbeit gehe, nachdem ich zu Hause bereits auf der Toilette war. Sollte es sich doch einmal nicht vermeiden lassen, dann reinige ich mich danach so gründlich wie möglich, wasche mir mehrmals die Hände und desinfiziere sie.

Th.: Wie hoch schätzen Sie die Wahrscheinlichkeit ein, dass Sie sich mit dem Norovirus anstecken und daran sterben?

Pat.: Hm, vielleicht 30 %.

Th.: Außer zum Beispiel durch Nahrung können Noroviren vor allem durch andere Menschen an Sie weitergegeben werden. Das heißt, um sich anzustecken, müsste einer Ihrer Kollegen an dem Virus erkrankt sein. Wie hoch schätzen Sie die Wahrscheinlichkeit ein, dass irgendeiner Ihrer Kollegen gerade an dem Norovirus leidet?

Pat.: Wahrscheinlich sind offiziellen Zahlen zu Erkrankungen nicht akkurat, da die Krankheit oft nicht erkannt wird. Also, denke ich, liegt die Wahrscheinlichkeit, dass einer meiner Kollegen krank ist, bei ca. 10 %.

Th.: Also gut, sagen wir, ca. 10 % ihrer Kollegen haben den Virus, wie hoch würden Sie dann die Wahrscheinlichkeit einschätzen, dass diese Person überhaupt zur Arbeit kommt, wenn sie ansteckend ist?

Pat.: Die Symptome treten meist schnell nach der Ansteckung auf und während sie vorliegen, würde die betroffene Person wahrscheinlich zu Hause bleiben. Aber man ist in der Regel trotzdem noch zwei Wochen ansteckend, nachdem die Symptome abgeklungen sind. Ich denke also, es ist ziemlich wahrscheinlich, dass die betroffene Person noch ansteckend ist, wenn sie wieder zur Arbeit kommt. Ich würde sagen, ungefähr 60 %.

Th.: Auf der Toilette könnten Sie sich ja über Keime, die auf den Oberflächen haften, anstecken. Wenn wir jetzt also davon ausgehen, dass eine noch ansteckende Person bei Ihnen im Büro arbeitet, für wie wahrscheinlich halten Sie es dann, dass Sie bei der Nutzung der Toiletten mit den Viren in Kontakt kommen.

Pat.: Oh, ich denke das ist sehr wahrscheinlich. Fast alle meine Kollegen nutzen die Toilette mehrmals täglich und die Viren überleben teilweise tagelang auf Handtüchern, Türklinken, Wasserhähnen oder Toilettensitzen und -spülungen. Die Tatsache, dass es aber mehr als einen Toilettenraum mit mehreren Kabinen gibt, verringert die Wahrscheinlichkeit natürlich wieder. Alles in allem würde ich also von 20 % ausgehen.

Th.: Sie kennen sich ja sehr gut mit der Übertragung der Viren aus. Sollten Sie mit den Viren in Kontakt kommen und sich danach nun nur einmal die Hände waschen, ohne sie danach zu desinfizieren, wie hoch ist dann die Wahrscheinlichkeit, dass Sie sich anstecken?

Pat.: Es sind schon sehr wenige Viren ausreichend, um sich anzustecken. Ich denke, bei Kontakt beträgt die Wahrscheinlichkeit einer Erkrankung 40 %.

Th.: O.K., nehmen wir einmal an, Sie haben tatsächlich das Pech, sich mit dem Norovirus anzustecken, wie hoch schätzen Sie dann die Wahrscheinlichkeit, dass der Worst-Case eintritt und Sie an der Krankheit versterben?

Pat.: Die Todesraten sind tatsächlich eher gering. In der Regel sterben nur bereits Kranke, Kinder oder ältere Menschen an der Krankheit. Allerdings ist das Risiko abhängig von meiner momentanen Gesundheit, meinem Immunsystem und vielem anderem. Wenn ich mich aber festlegen muss, sage ich, mein persönliches Sterberisiko liegt bei unter 1 %.

Ergänzt werden kann dieses Vorgehen durch die Initiierung paradoxer Überlegungen und der Aufforderung, gedankliche Risiken einzugehen. Ein Beispiel für eine entsprechende Risikoabwägung findet sich im Folgenden. Bei der ersten Technik werden die Patienten dazu angehalten, zu überlegen, was sie tun könnten, um die gefürchtete Konsequenz herbeizuführen. So kann beispielsweise überlegt werden, was genau getan werden könnte, damit sichergestellt werden kann, dass man sich mit einer schlimmen Virusinfektion

Schritt	**Wahrscheinlichkeit**	**Kumulative Wahrscheinlichkeit**
Ein Kollege hat Noroviren	10%	10%
Ein Kollege ist ansteckend während der Arbeit	60%	6%
Kontakt mit Viren in den Toiletten-räumen	20%	1,2%
Ansteckung mit Norovirus	40%	0,48%
Todesfall	1%	0,0048%

Abbildung 10: Kumulative Wahrscheinlichkeitsberechnung für das Eintreten einer spezifischen Gefahr am Beispiel des Dialogs über Gefahrenüberschätzung

ansteckt. Damit kann dem Patienten illustriert werden, dass es eine 100-prozentige Sicherheit nicht gibt. Eine alternative Wahrnehmung der Gefahren kann auch durch Gedankenexperimente gefördert werden. Dabei fragt man den Patienten, was es ihm wert wäre, das bislang unterlassene Ritual durchzuführen.

Beispieldialog: Risikoabwägung

Th.: Wie sicher sind Sie, dass Sie auf dem Weg zur Praxis jemanden angefahren haben?
Pat.: 60 %.
Th.: Gegeben, dass Sie auf ca. 1 000 000 Euro Strafe wegen Fahrerflucht verklagt werden könnten, wenn Sie tatsächlich jemanden angefahren hätten, wären Sie bereit, mir 100 000 Euro zu geben, um nochmals zur Kontrolle losfahren zu können?

Zudem kann die Therapeutin auch naive Annahmen zu Wahrscheinlichkeiten ansprechen. Beispielsweise könnte man einen Patienten, der glaubt, dass er seiner Tochter, ohne es zu wollen, etwas antun könnte, die Wahrscheinlichkeit einschätzen lassen, etwas zu tun, das er nicht möchte, z. B. etwas im Bus herauszuschreien. Der Vorteil dieses Vorgehens liegt darin, dass es frühere Wahrscheinlichkeitseinschätzungen relativieren kann, ohne inhaltlich mit dem Patienten über die Wahrscheinlichkeiten des Eintretens zu disputieren.

Während sich durch die beschriebene Intervention die Einschätzung der Wahrscheinlichkeit des negativen Ereignisses verändern lässt, kann eine Symptomreduktion dennoch ausbleiben, weil die Konsequenzen des Ereignisses als so gravierend eingeschätzt werden. Eine Überschätzung der Adversität von negativen Ereignissen kann auch mit der Überschätzung der eigenen Verantwortung zu tun haben, die zumindest teilweise erklärt, warum Gefahren als so unaushaltbar wahrgenommen werden.

Überschätzung der eigenen Verantwortung

Die Überschätzungen der eigenen Verantwortung für die Konsequenzen des eigenen Handelns ist eng mit Gefühlen der eigenen Wertlosigkeit, Schuldgefühlen und Zurückweisung durch andere verbunden. Auch diese Überschätzung beinhaltet zwei Ebenen: Einerseits wird das Ausmaß der eigenen Verantwortung überschätzt, andererseits die Konsequenzen des Verantwortlichseins. Ein klassischer Gedanke wäre „Wenn mein Mann nicht glücklich ist, bin ich schuld“. Eine typische Technik, die zur Illustration und Bearbeitung der Überzeugung eingesetzt werden kann, ist ein Tortendiagramm. Zunächst wird die Person nach dem Ausmaß der eigenen Verantwortung gefragt, welche meistens sehr nahe an 100 % liegt. Danach werden Gründe für das Unglücklichsein des Ehemanns gesammelt und im Rahmen einer Torte

Überschätzung der eigenen Verantwortung und der Konsequenzen der Verantwortlichkeit

anhand ihres Beitrags eingetragen. Meist wird dann in dieser Darstellung die eigene Verantwortung deutlich geringer eingeschätzt als initial.

Aber auch hier gilt es, einen Blick auf die Folgen des Verantwortlichseins zu werfen. Hier bietet es sich an, dass den Patienten ihre doppelten Maßstäbe aufgezeigt werden. Gerade wenn Patienten negative Bewertung durch andere Personen aufgrund von vermeintlich verschuldeten negativen Ereignissen fürchten, kann eine Perspektivenübernahme die Härte, mit der die Patienten mit sich selbst ins Gericht gehen, illustrieren (z. B. „Wie würden Sie denn eine Bekannte bewerten, deren Mann unglücklich erscheint?").

Bedürfnis nach Perfektion

Bedürfnisse nach Perfektion, Sicherheit und Kontrolle hinterfragen

In Zusammenhang mit Perfektionismus spielen auch die Bedürfnisse nach Kontrolle und Sicherheit eine relevante Rolle. Der Perfektionismus, die Kontrolle und Sicherheit können sich dabei auf externe Aspekte wie beispielsweise Gegenstände und deren Anordnung, aber auch auf die eigene Person, Gedanken oder das eigene Verhalten bezogen sein. Bei Vorliegen eines hohen Bedürfnisses nach Perfektion kann mit den Patienten eine Kosten-Nutzen-Analyse durchgeführt werden, wobei Vor- und Nachteile des Perfektionsstrebens diskutiert werden. Dabei muss als Therapeutin darauf geachtet werden, dass Vorteile auch wirklich Vorteile sind. So kann ein fünffaches Abfahren einer zuvor gefahrenen Strecke auch zusätzliche Unsicherheit beinhalten, da auf den erneuten Fahrten auch wieder Menschen hätten angefahren werden können. Auf der Basis eines die Nachteile favorisierenden Verhaltens kann mit dem Patienten im Anschluss ein für ihn annehmbares Alternativverhalten erarbeitet werden.

Eine weitere kognitive Technik besteht in der Ausweitung eindimensionalen Denkens zu mehrdimensionalem Denken. In Abbildung 11 ist eine entsprechende Bearbeitung des Gedankens „Ich bin eine schlechte Mutter, wenn die Zimmer meiner Kinder nicht jederzeit makellos aussehen". Dabei kann sich die Patientin zunächst auf der Dimension „gute bis schlechte Mutter" einschätzen, gegebenenfalls unter Integration anderer Personen, mit welchen sich die Patientin häufig vergleicht. Dann wird mit ihr in einem zweiten Schritt erarbeitet, dass unterschiedliche Aspekte eine Mutter ausmachen (z. B. für das leibliche Wohl der Kinder sorgen, die Kinder in der Schule unterstützen, für die Kinder emotional präsent zu sein). Danach soll sich die Patientin auf den unterschiedlichen Dimensionen einschätzen. Die Technik erlaubt es, die eigenen Überzeugungen nuanciert zu sehen.

Beim Bedürfnis nach Perfektion können zudem besonders gut Verhaltensexperimente eingesetzt werden. Die Patienten werden dabei angeleitet, ein Verhalten in einer nicht perfektionistischen Weise durchzuführen, und zu beobachten, welche Konsequenzen damit einhergehen und ob die getroffenen Annahmen bezüglich gefürchteter Konsequenzen eintreten.

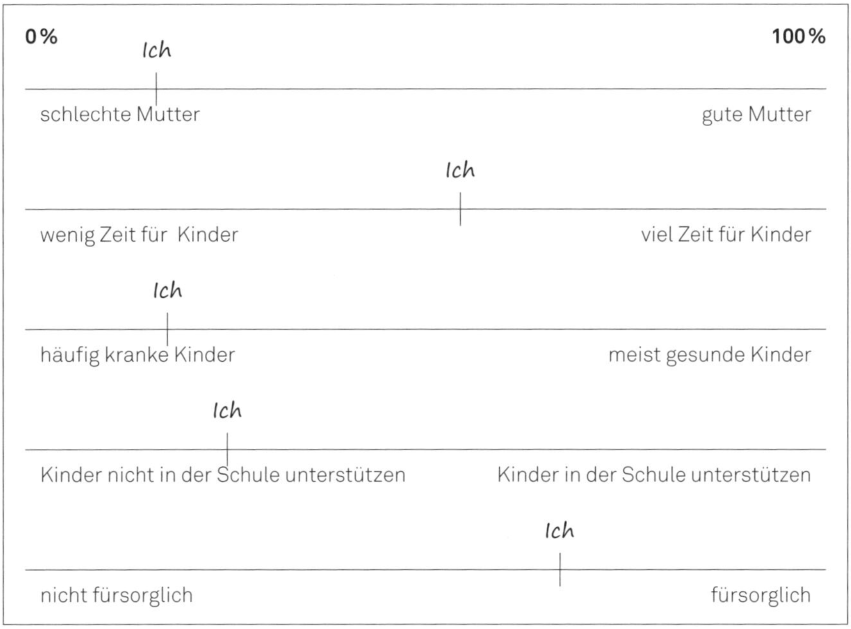

Abbildung 11: Darstellung einer kognitiven Intervention mit der Ausweitung von eindimensionalem zu mehrdimensionalem Denken

4.5.3 Mögliche Schwierigkeiten bei der kognitiven Therapie

Teilweise fällt es den Patienten schwer, die Interpretation der Intrusionen zu identifizieren. Meist hilft hier die Nachfrage, was passieren würde, wenn die Rituale nicht ausgeführt werden dürften. Es kann aber auch sein, dass die Patienten Schwierigkeiten haben, die Zwangsgedanken zu formulieren und laut zu äußern. Häufig ist es hier hilfreich, auf einer Metaperspektive zu fragen, was sie befürchten, wenn sie die Intrusion aussprechen (z. B. Überzeugung, dass dem Kind etwas zustoßen könnte, wenn sie den Gedanken laut aussprechen würden). Auf diese Weise kann man auf die Interpretation schließen, ohne dass dieser Gedanke zum aktuellen Zeitpunkt schon ausgesprochen werden muss. Auch hier soll der Fokus vollständig auf der Interpretation der Intrusion liegen. Außerdem kann es passieren, dass sich die Korrektur der Fehlannahmen als eine neue Form des Sicherheitsverhaltens einschleicht. Dies ist erkennbar an einer kurzen und oberflächlichen Diskussion der Interpretationen in der Sitzung. Die Therapeutin kann dann auf die weiteren beschriebenen Techniken ausweichen und diese abwechselnd verwenden.

Es kann passieren, dass die Korrektur der Interpretation zu einer neuen Form des Sicherheitsverhaltens wird

4.6 Abschluss der Behandlung und Auffrischungssitzungen

In der AWMF-Leitlinie werden Strategien der Rückfallprophylaxe mit dem Empfehlungsgrad eines Expertenkonsensus empfohlen (Voderholzer et al., 2022). Rückfälle sind nicht nur mit beträchtlichen Belastungen und funktionalen Einschränkungen der Lebensqualität assoziiert, sondern gehen auch mit einer eingeschränkten Wirksamkeit zuvor wirksamer Behandlung einher (Hollander et al., 2010).

Gemeinsame Abwägung eines Therapieendes und Stärkung des Selbstwirksamkeitserlebens

Diese Phase der Therapie soll sehr bewusst eingeführt und ihr sollen genügend Sitzungen zugeordnet werden. Die letzten Sitzungen der Behandlung sollen dazu dienen, den Patienten auf das Ende der Therapie vorzubereiten und eventuell vorliegende Bedenken zu thematisieren. Dies kann in Form einer sokratisch geführten Diskussion geschehen, in der die Vor- und Nachteile der Beendigung der Therapie erarbeitet werden (z. B. mehr Zeit haben für andere Dinge versus auf sich selbst gestellt sein). Um die Selbstwirksamkeit des Patienten für die kommende Phase zu stärken, soll ein Rückblick über seine selbst erarbeiteten Fortschritte während der Therapie durchgeführt werden. Dieser Rückblick kann auch dazu genutzt werden, dass die erfolgreich angewandten Methoden beispielsweise in einem Buch gesammelt werden, sodass der Patient sie in der Zukunft zur Hand hat. Hier ist ein Fokus auf den Prozess anstelle des Inhalts zentral: Welche Kriterien waren relevant für die Entscheidung für und gegen Behandlungsbestandteile? In welchen weiteren Situationen könnten die gelernten Strategien auch hilfreich sein?

Analyse möglicher Rückfallsituationen durchführen

Außerdem sollten mit dem Patienten die Wahrscheinlichkeit und Normalität von Rückfällen vorbesprochen werden. Bei Zwängen ist die Rückfallgefahr relativ hoch, da es keine klare Trennung zwischen normalem und pathologischem Verhalten gibt. Wichtig ist es in diesem Zusammenhang auch, mit dem Patienten zu besprechen, wie erkannt werden kann, ob das Zwangsverhalten wieder pathologischer wird (z. B. wenn Zwangshandlungen zur Beruhigung durchgeführt werden). Therapeutin und Patient sagen potenziell stressige Situationen und damit zusammenhängende Probleme, die einen Rückfall begünstigen könnten, vorher und identifizieren die erarbeiteten Strategien zu deren Bewältigung.

Ausschleichen der Therapie in Absprache mit dem Patienten

Es empfiehlt sich, die letzten Sitzungen zu strecken, das heißt, diese nur monatlich stattfinden zu lassen, um den Transfer des Erlernten in den Alltag mittels Nachbesprechen schwieriger Situationen einfacher zu gestalten.

Kombination von pharmakologischer Behandlung in der Regel mit kognitiver Verhaltenstherapie

4.7 Psychopharmaka

Laut Leitlinie soll eine pharmakologische Behandlung der Zwangsstörung mit einer kognitiven Verhaltenstherapie einschließlich Exposition mit Reaktionsverhinderung kombiniert werden. Die Leitlinie empfiehlt mit einem Empfehlungsgrad B, dass bei einer Wahl zwischen einer Behandlung mit Serotoninwiederaufnahmehemmern (SSRI) oder Clomipramin und KVT der psychotherapeutischen Behandlung der Vorrang gegeben werden sollte. Eine pharmakologische Monotherapie kann allerdings indiziert sein, wenn eine KVT abgelehnt wird und/oder die Symptomatik zu stark ist und gegebenenfalls komorbid mit einer starken Depression auftritt, sodass keine KVT durchgeführt werden kann, eine KVT wegen mangelnden Ressourcen oder langen Wartezeiten nicht zur Verfügung steht, die Bereitschaft zur Teilnahme an einer KVT dadurch erhöht werden soll oder auf Wunsch bzw. Präferenz des Patienten und/oder positiver Erfahrung in der Vergangenheit (Voderholzer et al., 2022).

Pharmakologische Behandlung mittels SSRIs oder Trizyklischen Antidepressiva

Bei Indikation sollten als erste Wahl die folgenden Serotoninwiederaufnahmehemmer (SSRI) verordnet werden: Citalopram (in Deutschland zur Behandlung von Zwangsstörung nicht zugelassen), Escitalopram, Fluoxetin, Fluvoxamin, Paroxetin, Sertralin (Empfehlungsgrad A; Voderholzer et al., 2022). Dabei soll nach Möglichkeit (in Abhängigkeit vom Nebenwirkungsprofil) eine möglichst hohe Dosis (bis zu den maximal zugelassenen therapeutischen Dosierungen) eingesetzt werden, weil dann eine stärkere Wirksamkeit zu erwarten ist. Bei Erfolg der Behandlung mittels SSRIs sollte eine Erhaltungstherapie über ein bis zwei Jahre mit der zuletzt wirksamen Dosis (gegeben eine gute Verträglichkeit und fehlende Kontraindikationen) fortgeführt werden (für beide Punkte Empfehlungsgrad B).

Aus der Gruppe der Trizyklischen Antidepressiva sollten lediglich Clomipramin bei der Zwangsstörung eingesetzt werden, allerdings ist die Behandlung mit SSRIs aufgrund von günstigeren Nebenwirkungsprofilen vorzuziehen (Empfehlungsgrad A). Die Behandlung mit SSRIs oder Clomipramin sollte mindestens 12 Wochen betragen, wobei spätestens ab Woche 6 bis 8 die Maximaldosis erreicht worden sein soll (Expertenkonsens). Bei einer nicht ausreichenden Verbesserung der Symptomatik (unter 25 % Symptomreduktion) können andere SSRI- bzw. Clomipramin-Präparate erwogen, danach eine Kombination von SSRIs mit Clomipramin (jeweils Empfehlungsgrad 0) und im Anschluss eine Augmentation des SSRIs mit einem Antipsychotikum (Risperidon oder Aripripazol; Empfehlungsgrad B) in Betracht gezogen werden (Voderholzer et al., 2022).

Venlafaxin und Mirtazapin, Buspiron und Clonazepam und andere Benzodiazepine sollen nicht zur Behandlung eingesetzt werden (Empfehlungsgrade B bzw. A). Auch eine Monotherapie mit Antipsychotika kann aufgrund fehlender Wirkungsnachweise und möglicher Nebenwirkungen nicht empfohlen werden (Expertenkonsens). Zur Augmentation einer SSRI-/Clomipramin-Behandlung nicht indiziert sind Glutamatmodulatoren, Lithium, noradrenerge Antidepressiva oder Buspiron (Empfehlungsgrad A; Voderholzer et al., 2022).

4.8 Weitere psychotherapeutische Behandlungsansätze

Weiterentwicklungen des KVT-Ansatzes – ACT, MBCT, achtsamkeitsbasierte Exposition und Inferenzbasierte Therapie – können zur Anwendung kommen

In der AWMF-Leitlinie werden weitere psychotherapeutische Behandlungsansätze, die als Weiterentwicklung des KVT-Ansatzes bezeichnet werden, mit dem Empfehlungsgrad 0 als Optionen zur Behandlung der Zwangsstörung dargestellt (Voderholzer et al., 2022)

4.8.1 Metakognitive Therapie

Wie bereits erwähnt, liegen bei Patienten mit Zwangsstörung intrusive Gedanken vor, wie sie auch bei gesunden Personen gelegentlich auftreten können, aber nicht zwingend eine Zwangsstörung bedingen. Im Rahmen des Metakognitiven Modells nach Adrian Wells spielen bestimmte Metakognitionen eine wesentliche Rolle für die Entwicklung von psychischen Störungen (Wells, 2011). Mit dem Begriff Metakognition ist das Denken und die Einstellung über die eigenen Denkprozesse gemeint, welches bei psychischen Störungen wesentliche Veränderungen aufweist. Die Veränderungen lassen sich im Wesentlichen in drei Aspekten beschreiben: den eigenen Denkprozessen wird eine besondere Bedeutung zugewiesen, der Umgang mit den Denkinhalten ist verändert und die Fähigkeit zur Regulation des Denkens ist verändert. Bei der Zwangsstörung kann sich dies beispielsweise darin äußern, dass ein spontan auftretender Gedanke wie „Ich könnte vor die S-Bahn springen" als bedeutsam bzw. gefährlich eingeschätzt wird und als Hinweis interpretiert wird, dass dies tatsächlich passieren könnte (Gedanken-Ereignis-Fusion) oder sogar gewollt sein könnte (Gedanken-Handlungs-Fusion). Diese Interpretationen des intrusiven Gedankens können wiederum Besorgnis und Angst auslösen, wodurch der Gedanke nicht einfach übergangen wird, sondern die Umsetzung von Vorsichtsmaßnahmen bedingt, welche dann mit der Zeit zu Zwangshandlungen (z. B. gedankliches zählen, um den Gedanken zu neutralisieren) oder Vermeidungsverhalten (z. B. Vermeidung von S-Bahnfahrten) werden. Der hier exemplarisch beschriebene Umgang mit den Gedanken führt wiederum dazu, dass die Bedeutsamkeit der Gedanken verstärkt wird und die eigene Fähigkeit zur Regulation des Denkens weiter abnimmt. Das Metakognitive Modell und ein Fallbeispiel finden sich in Abbildung 12.

Der Ausgangspunkt der Metakognitiven Therapie ist die Erstellung eines individuellen metakognitiven Fallkonzepts, das mithilfe sokratischer Gesprächsführung herausgearbeitet wird. Ausgehend von einem Zwangsgedanken oder eine Zwangshandlung können die metakognitiven Prozesse erfragt werden, sodass der Zusammenhang zu Emotionen, Gedanken und Handlungen verdeutlich werden kann. Der Schwerpunkt der Metakognitiven Therapie liegt auf der Veränderung metakognitiver Annahmen und Prozesse. Im Gegensatz

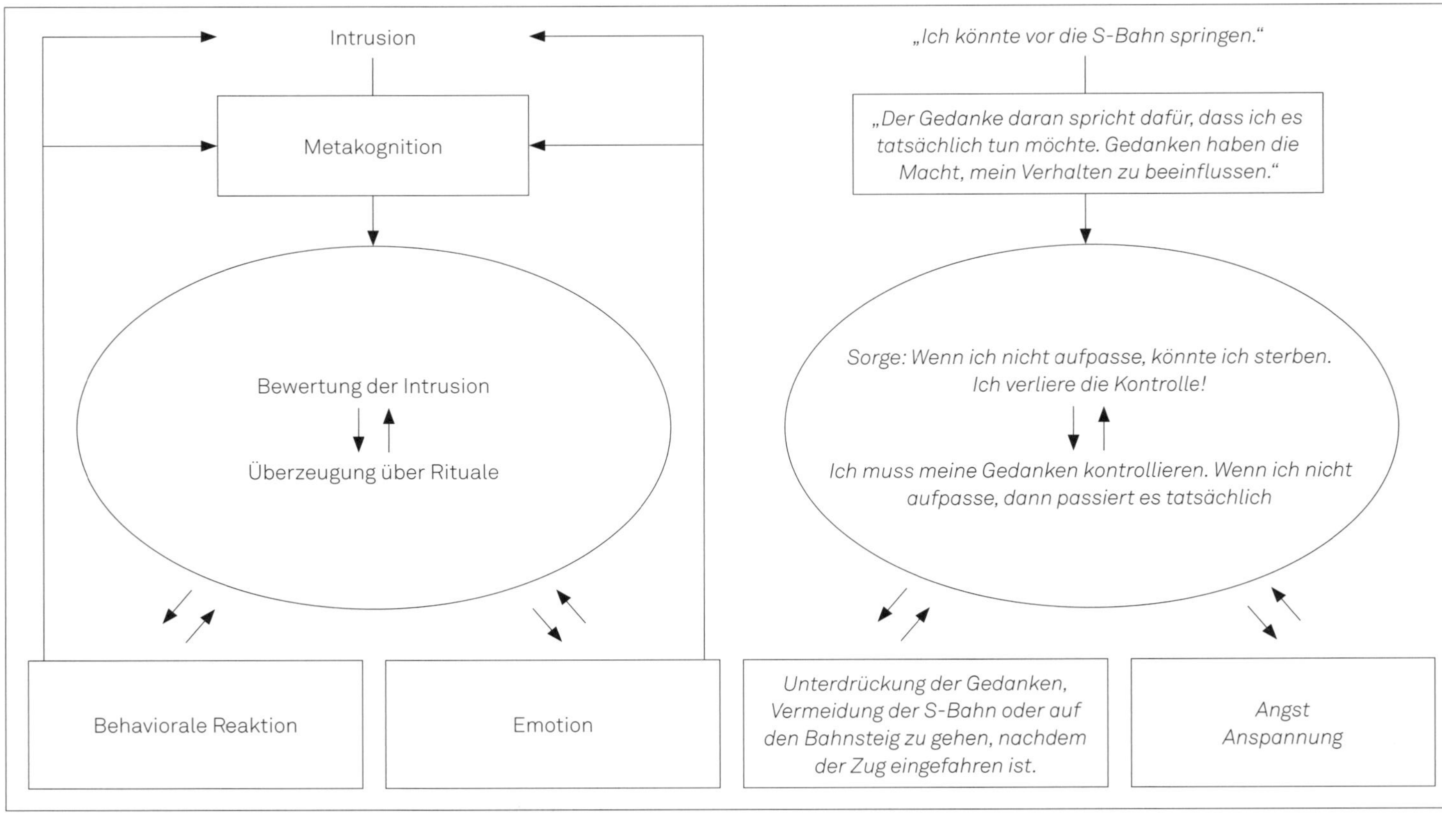

Abbildung 12: Metakognitives Modell der Zwangsstörung (links), adaptiert nach Wells et al. (2017) und metakognitives Fallkonzept (rechts)

zur kognitiven Arbeit mit Fokus auf den Inhalten und Produkten dysfunktionaler Informationsverarbeitungsprozesse wird hier vor allem an der Art und Weise des Denkens und am Denken über das Denken angesetzt. Da das genaue Vorgehen in Band 76 der Reihe (Exner & Hansmeier, 2020) ausführlich störungsübergreifend beschrieben ist, soll an dieser Stelle nur kurz auf das konkrete Vorgehen eingegangen werden. Zudem sollen dann störungsspezifische Punkte diskutiert werden.

Durchführung der metakognitiven Therapie

Reduktion der Selbstaufmerksamkeit und Disputation der Gedankenfusionen und Metakognitionen

Die Metakognitive Therapie nach Wells et al. (2017) beinhaltet zunächst die Erstellung eines individuellen Fallkonzepts auf der Basis des zuvor dargestellten Modells (vgl. Abbildung 12). Dabei ist es zentral, gezielte Fragen zu den Auswirkungen der Zwangsgedanken zu stellen, um die Metakognitionen zu erfragen. Mithilfe von Metaphern und Fragen soll die Einsicht gestärkt werden, dass nicht die intrusiven Gedanken, sondern der Umgang mit diesen problematisch ist. Beispielweise kann hier auch das Verhaltensexperiment zur Gedankenunterdrückung angewendet werden, um zu verdeutlichen, dass der Versuch, Gedanken zu unterdrücken, eher dazu führt, dass die Gedanken häufiger statt seltener werden. Weiterhin können hypothetische Fragen zu den Metakognitionen gestellt werden (z. B. „Was würde mit der Zwangsstörung passieren, wenn Sie feststellen würden, dass Ihre Gedanken zu Kontamination nicht wichtig wären?" oder „Was würde passieren, wenn Sie nicht länger glauben würden, dass der Gedanke sich vor die S-Bahn zu stürzen Ausdruck Ihres verborgenen Wunschs wäre?"). In einem ersten Schritt wird das Training der losgelösten Achtsamkeit (detached mindfulness) eingeführt, um einen alternativen Umgang mit intrusiven Gedanken und der gedanklichen Beschäftigung mit diesen zu erlernen. Im Training geht es darum, die hohe gedankliche Aufmerksamkeit zu reduzieren und die Denkprozesse mit etwas Abstand zu betrachten. Es wird die Wahrnehmung innerer Ereignisse (negativer dysfunktionaler Gedanken) ohne Bewertung, Kontrollversuch oder Unterdrückung geschult. Der Patient soll sich als Beobachter seiner eigenen Gedanken erleben. Ein großer Teil der Therapie nimmt die Disputation der Metakognitionen (z. B. „Wenn ich meiner Mutter etwas Schlechtes wünsche, wird dies auch eintreten") ein. Hierbei hilft dann auch die Durchführung von Verhaltensexperimenten (vgl. auch Kapitel 4.5) zur Überprüfung der metakognitiven Überzeugungen. Die metakognitive Annahme „Der Gedanken, meinen Sohn umzubringen, wird mich dazu bringen, das auch zu tun" kann überprüft werden, indem der Gedanken beim Spiel mit dem Sohn bewusst herbeigeführt wird, ohne Neutralisierungsverhalten zu zeigen. Bei Kontrollzwängen und der damit einhergehenden Metakognition „Wenn ich daran denke, dass ich das Haarglätteisen nicht ausgesteckt habe, dann habe ich das auch nicht gemacht" kann hier zusätzlich das *adaptive checking* eingesetzt werden. Dabei wird der Patient dazu angeleitet, die Annahme über einen gewissen Zeitraum mittels Strichliste zu überprüfen, um festzustellen, inwieweit sich die Intrusionen bei der Nachprüfung als wahr erweisen. Eine weitere Technik, spezifisch für die Zwangsstörung, stellt die *exposure and response commission* dar. Dabei soll eine Exposition gegenüber einem Zwangsgedanken (exposure) während der Ausführung (commission) von Zwangshandlungen (response) durchgeführt werden (z. B. Denken an Infektion mit Keimen während des Händewaschens). Dies soll eine Distanzierung von den Gedanken fördern und die Trennung von Gedanken und Handlungen bzw. Ereignissen unterstreichen. Im Unterschied zur KVT mit Exposition und Reaktionsverhinderung steht hier nicht die Habituation im Mittelpunkt, sondern die Veränderung der Metakognitionen sowie des Umgangs mit Gedanken.

4.8.2 Achtsamkeitsbasierte Ansätze

Präsent im aktuellen Moment und entsprechend der eigenen Werte leben

Die Acceptance and Commitment Therapy (ACT; Hayes, Strosahl & Wilson, 2016) kann in Erwägung gezogen werden, wenn andere verhaltenstherapeutische Interventionen scheitern oder die Bereitschaft zur Veränderung nicht vorhanden ist. Das Ziel von ACT ist es, Patienten dabei zu unterstützen, präsent im aktuellen Moment zu leben, Gedanken und damit assoziierte Gefühle zu akzeptieren, ohne diese zu werten und ihnen entgegenzuarbeiten. Somit bleibt mehr Zeit, ein Leben entsprechend den eigenen Werten zu leben, welches ein weiteres Ziel darstellt. Achtsamkeitsbasierte kognitive Therapie (Mindfulness Based Cognitive Therapy, MBCT; Didonna, 2019) kann als Gruppenangebot zur Behandlung der Zwangsstörung in Erwägung gezogen werden, wenn zuvor keine ausreichende Response auf KVT erfolgt ist. Das Kernkonzept dieser Methode stellt die Aufmerksamkeitslenkung hin zum gegenwärtigen Augenblick sowie den Aufbau einer annehmenden, offenwohlwollenden Grundhaltung gegenüber jeglicher Erfahrung dar. Zudem kann auch achtsamkeitsbasierte Exposition in der Gruppe in Erwägung gezogen werden. Dabei wird während der Exposition im Gegensatz zu den Expositionen auf Basis des inhibitorischen Lernansatzes auf achtsames Wahrnehmen der eigenen Emotionen fokussiert. Diese können als Modifikation der dargestellten Exposition bei einigen Patienten zur Anwendung kommen. Außerdem können besonders bei Patienten mit wenig Einsicht in die Irrationalität ihrer Zwangsinhalte auch die Inferenzbasierte Therapie (O'Connor & Aardema, 2012), ein kognitiver Ansatz, eingesetzt werden. Sie postuliert, dass die Zwangsstörung auf einem Zweifel basiert (das heißt einer Art Geschichte oder Narrativ mit hypothetischen Möglichkeiten). Die Bedeutung der hypothetischen Möglichkeiten wird vor allem durch eine Reihe von Inferenzen (speziellen Denkstrategien) wie beispielsweise Überkategorisierungen, aus dem Kontext gerissene Fakten und umgekehrte Schlussfolgerungen glaubwürdig. Im Zentrum der Behandlung stehen edukative Maßnahmen und Disputation, sodass Denkstrategien und das Überschreiten der Grenzen von Realität zu Geschichte früh erkannt werden können, damit Zweifel früh reduziert werden können und die Betroffenen lernen, ihrem Verstand wieder zu vertrauen.

4.8.3 Weitere therapeutische Ansätze und Verfahren

Aktuell liegt keine ausreichende Evidenz für analytische, tiefenpsychologische und andere Psychotherapien vor

In der AWMF-Leitlinie wird des Weiteren zusammengefasst, dass analytische und tiefenpsychologisch fundierte Psychotherapien eingesetzt werden, für die allerdings keine Evidenz aus randomisiert-kontrollierten Studien vorliegt (Statement; Voderholzer et al., 2022). Auch für eine weitere Reihe von Therapievarianten wie beispielsweise Eye Movement Desensitization and Reprocessing (EMDR), Schematherapie, Assoziationsspaltung, Sättigungstherapie und Danger Ideation Reduction Therapy existieren laut Leitlinie keine hinreichenden Wirksamkeitsnachweise (Statement; Voderholzer et al., 2022).

KVT-basierte Online-Interventionen oder online begleitete Expositionen können bei mangelnder Verfügbarkeit in Betracht gezogen werden

Gerade im Rahmen eines begrenzten Behandlungsangebotes oder zur Überbrückung von Wartezeiten als erste Stufe im Rahmen eines *Stepped-Care*-Ansatzes, als *blended-care,* d.h. begleitend zur kognitiven Verhaltenstherapie, oder zur Rückfallprophylaxe können auch offline und online (geleitete) KVT-basierte Selbsthilfeinterventionen zum Einsatz kommen (Empfehlungsgrad B; Voderholzer et al., 2022). Dabei gibt es Hinweise, dass die Effekte von internetbasierter kognitiv-verhaltenstherapeutischer Behandlung durch zunehmenden Therapeutenkontakt gesteigert werden können (Statement; Voderholzer et al., 2022). Sollte eine KVT nicht in direktem persönlichem Kontakt mit der Therapeutin bzw. die Exposition nicht in Therapeutenbegleitung möglich sein, kann die Durchführung der KVT oder Begleitung der Exposition per Videosprechstunde bzw. -behandlung erwogen werden (Expertenkonsens; Voderholzer, et al., 2022).

Ergänzende psychosoziale Interventionen wie sport- und bewegungstherapeutische Interventionen oder Ergotherapie zur Einübung von Alltagstätigkeiten und Übungen im häuslichen Umfeld können eine sinnvolle Ergänzung zu einer leitliniengerechten Psychotherapie darstellen (Expertenkonsens; Voderholzer et al., 2022).

4.9 Weitere biologische, nicht pharmakologische Behandlungsansätze

Bei Patienten mit schweren Zwangsstörungen, die trotz intensiver kognitiv-verhaltenstherapeutischer und pharmakologischer Behandlung keine Symptomreduktion erfahren haben, können nicht invasive Stimulationsverfahren zur Anwendung kommen. Die repetitive transkranielle Magnetstimulation stellt eine solche Methode dar, die mit dem Ziel einer kurzfristigen Symptomlinderung eingesetzt werden kann (Empfehlungsgrad 0; Voderholzer et al., 2022). Dabei wird eine Magnetspule am Kopf des wachen Patienten angesetzt, woraus ein stark pulsierendes Magnetfeld hervorgeht. Dabei wird die Durchblutung bestimmter Hirnareale angeregt und Zellen in ihrer Aktivität stimuliert oder gedämpft. Eine Behandlung dauert ungefähr 20 Minuten. Bezüglich des Stimulationsortes gibt es allerdings große Unterschiede zwischen den Studien und derzeit scheint eine niedrigfrequente Stimulation des linken dorsolateralen Präfrontalcortex den stärksten Effekt zu erzielen.

Repetitive transkranielle Magnetstimulation kann zu einer kurzfristigen Symptomreduktion führen

Im Gegensatz dazu sollte die Transkranielle Gleichstromstimulation aufgrund unzureichender Wirksamkeitsnachweise nicht durchgeführt werden (Empfehlungsgrad B; Voderholzer et al., 2022). Auch die Elektrokonvulsionstherapie (EKT) soll bei Patienten mit therapierefraktärer Zwangsstörung nicht eingesetzt werden (Empfehlungsgrad B). Hingegen kann eine beidseitige tiefe Hirnstimulation unter kritischer Nutzen-/Risikoabwägung bei schwerstbetroffenen Patienten mit fehlendem Ansprechen auf mehrere leitliniengerechte Therapien (i. S. von psychotherapeutischer und pharmakologischer Standardverfahren inkl. der Umsetzung der Empfehlungen bei Therapieresistenz) durchgeführt werden (Empfehlungsgrad 0), wobei hier die Indikationsstellung durch psychiatrische Zentren mit Expertise für das Verfahren gestellt werden müssen (Empfehlungsgrad: Statement) und die Behandlung auch ausschließlich an diesen erfolgen sollte (Empfehlungsgrad Expertenkonsens; Voderholzer et al., 2022). Dabei werden Elektroden im Bereich der Basalganglien implantiert, die über ein externes Gerät angesteuert werden, welches dauerhaft in die Brust implantiert wird und über elektrische Stimulation die Hirnareale anregt. Ablative neurochirurgische Verfahren sollten wegen schwerer, teilweise irreversibler Nebenwirkungen nicht durchgeführt werden (Empfehlungsgrad B; Voderholzer et al., 2022).

Transkranielle Gleichstromstimulation und Elektrokonvulsionstherapie sollten nicht eingesetzt werden

Beidseitige tiefe Hirnstimulation kann bei fehlendem Ansprechen in Betracht gezogen werden

5 Effektivität

Im Folgenden werden die Wirksamkeitsbelege psychotherapeutischer, medikamentöser, sowie biologischer, nicht pharmakologischer Interventionen referiert und es wird ein Ausblick auf zukünftige Foki der Behandlungsforschung gegeben.

5.1 Psychotherapeutische Behandlung

5.1.1 Kognitiv-verhaltenstherapeutische Behandlung

Wirksamkeit der KVT ist metaanalytisch nachgewiesen

In mehreren Metaanalysen konnte die Wirksamkeit von KVT nachgewiesen werden. So haben beispielsweise Olatunji et al. (2013) k=16 Studien zusammengefasst, die eine Überlegenheit von KVT gegenüber inaktiven Kontrollbedingungen mit einer standardisierten Mittelwertdifferenz von Hedges's g=1.39 gezeigt haben (bei den k=13 Studien an Erwachsenen Hedges's g=1.08). Vergleichbar sind die Befunde aus der Metaanalyse von Öst et al. (2015), in die k=37 randomisiert-kontrollierte Studien eingingen, die KVT mit Placebo- bzw. Wartelistenkontrollgruppen verglichen (Hedges's g=1.33 bzw. 1.31). Ebenso unterstützt werden die Ergebnisse von der Metaanalyse von Carpenter et al. (2018; Hedges's g=1.13), die k=4 Studien mit Placebokontrollgruppe einschloss.

Die Netzwerk-Metaanalyse von Skapinakis et al. (2016) bestätigt diesen Befund, lässt allerdings noch eine etwas differenzierte Betrachtung zu. Untersucht wurden sowohl direkte Vergleiche zwischen Behandlungsbedingungen innerhalb einzelner Studien als auch indirekte Vergleiche aus getrennten Studien über k=54 randomisiert-kontrollierte Studien. Sowohl VT mit Exposition und Reaktionsmanagement (M=-14.48 Y-BOCS Gesamtwert-Differenzen [-18.61 bis -10.23]), als auch kognitive Therapie (-13.36 [-18.40 bis -8.21]) und KVT (-5.37 [-9.10 bis -1.63]) waren effektiver als eine medikamentöse Placebobehandlung. Eine breiter angelegte Metaanalyse (Reid et al., 2021) unter Einschluss von Studien mit Kindern sowie technikunterstützten Behandlungen (k=36) untersuchte die Wirksamkeit von KVT inklusive Exposition und Reaktionsmanagement im Vergleich zum Durchschnitt aller anderen Bedingungen (treatment as usual, Pharmakotherapie, kognitive Therapie). Dies ergab eine Gesamteffektstärke zugunsten von KVT in der Höhe von Hedges's g=0.74.

Gute Evidenzlage für mittelfristige Erhaltung der Therapieeffekte über ein Jahr

Evidenzlage für längerfristige Wirksamkeit (5 bis 10 Jahre Zeitraum) dünner und methodologisch schwächer

Bezüglich der langfristigen Wirksamkeit der KVT sind in den letzten Jahren einige wegweisende Studien publiziert worden. Grundsätzlich zeichnet sich ein stabiler Therapieerfolg bis zu 12 Monate nach Therapieende ab – sowohl bei den Studien mit Erhaltungstherapie (z. B. Foa et al., 2013, oder Foa et al., 2015) als auch bei denjenigen ohne (z. B. Whittal et al., 2010; Rector et al., 2019). Die Evidenzlage über einen längeren Nachbeobachtungszeitraum (zwischen 5 und 10 Jahren) ist deutlich geringer. Grundsätzlich zeigen die wenigen Studien, dass die Symptomreduktion und die Anzahl an remittierten Patienten immer noch beachtlich ist (z. B. Borges et al., 2011; Van Oppen et al., 2005; Külz et al., 2020). Allerdings wird oft nicht erfasst, welche Behandlungen die Patienten inzwischen hatten (weitere Psycho- oder Pharmakotherapien und erneute Hospitalisationen, wie z. B. durch Borges et al., 2011, berichtet). Erste Hinweise lassen darauf schließen, dass eine Remission bei Therapieende (Y-BOCS ≤ 12 Punkten) gegenüber einer Teilremission das Risiko für einen Rückfall im Katamnesezeitraum deutlich reduziert (Elsner et al., 2020).

Die klinische Signifikanz der therapiebedingten Veränderungen unter KVT streut sehr weit, u. a. da auch die Definitionen von Therapieresponse und Remission sich stark über die verschiedenen Studien unterscheiden. Öst et al. (2015) fanden metaanalytisch eine durchschnittliche Anzahl von 43 bis 50 % an Patienten mit Remission zum Ende einer KVT-Behandlung.

Die offenen Punkte für die Forschung in den nächsten Jahren umschließen die systematische Untersuchung von negativen Effekten und eine methodologisch saubere Untersuchung der langfristigen Wirksamkeit (bis zu 10 Jahre) der KVT-Behandlung sowie eine Vereinheitlichung der Definitionen von Response und Remission zur besseren Vergleichbarkeit der Studienergebnisse.

5.1.2 Weiterentwicklungen der kognitiv-verhaltenstherapeutischen Behandlung

Ermutigende Ergebnisse aus RCTs für ACT, achtsamkeitsbasierte Exposition, MBCT und metakognitive Therapie

Die empirischen Befunde zur Acceptance and Commitment Therapy sind noch eingeschränkt. Ergebnisse mehrerer randomisiert-kontrollierter Studien legen eine Überlegenheit von ACT gegenüber einer aktiven Kontrollgruppe (Entspannung) (Twohig et al., 2010), einen Add-on-Effekt gegenüber reiner psychopharmakologischer Behandlung (Vakili et al., 2015), aber keinen Add-on-Effekt gegenüber einer reinen KVT (Twohig et al., 2018) nahe. Für eine abschließende Beurteilung der Wirksamkeit ist die Datenbasis allerdings noch zu gering.

Achtsamkeitsbasierte Exposition wurde in zwei randomisiert-kontrollierten Studien untersucht. Eine Studie fand eine Überlegenheit gegenüber einer Wartelistenkontrolle (Madani et al., 2013), eine andere keine Unterschiede gegenüber einer KVT-basierten Expositionsbehandlung (Arch & Abramowitz, 2015). Achtsamkeitsbasierte Exposition könnte also als Modifikation oder Ergänzung klassischer Expositionsrationale infrage kommen, hierzu müsste allerdings noch eine Erhärtung der Datenbasis um methodisch hinreichende Studien stattfinden.

Achtsamkeitsbasierte kognitive Therapie wurde ebenfalls in zwei randomisiert-kontrollierten Studien untersucht, in denen die Teilnehmenden zuvor bereits an einer KVT teilgenommen hatten. Im Vergleich zu einer psychoedukativen Coachinggruppe (Külz et al., 2019) und einer Wartelistenkontrollgruppe (Key et al., 2017) ergaben sich signifikante Verbesserungen im Selbstrating, aber nicht im Fremdrating bei der Studie von Külz und Kollegen. Das heißt, achtsamkeitsbasierte kognitive Therapie könnte bei Patienten mit unzureichender Therapieresponse auf KVT zu einer signifikanten Reduktion der Zwangssymptomatik führen. Auch hier ist allerdings eine vergrößerte qualitativ hochstehende Datenlage notwendig.

In zwei (Pilot-)randomisiert-kontrollierten Studien erwies sich die Metakognitive Therapie im Einzelsetting (Glombiewski et al., 2021) und Metakognitives Training im Gruppensetting (Miegel et al., 2020) als erfolgsversprechend. Es zeigte sich keine Unterlegenheit gegenüber Exposition mit Reaktionsverhinderung (Glombiewski et al., 2021), aber Überlegenheit gegenüber treatment as usual (Miegel et al., 2020). Sowohl für Metakognitive Therapie als auch für das Metakognitive Training gibt es Hinweise auf Akzeptanz und Effektivität. Die Datenlage ist eingeschränkt und es bedarf weiterer Evaluationen mittels methodisch qualitativ hochstehender Studien.

Auch zu Inferenzbasierter Therapie liegen zwei randomisiert-kontrollierte Studien vor. Diese geben erste, aber aufgrund kleiner Stichprobengrößen eingeschränkte, Hinweise auf Nicht-Unterlegenheit gegenüber KVT und Exposition (O'Connor et al., 2005; Visser et al., 2015). Besonders wirksam scheint sie zu sein bei Patienten mit wenig Einsicht. Aber auch zu dieser Therapievariante ist dringend mehr Evidenz vonnöten. Für eine Reihe weiterer Therapievarianten (EMDR, Schematherapie, Assoziationsspaltung, Sättigungstherapie oder DIRT), die eingesetzt werden, gibt es keine hinreichenden Wirksamkeitsnachweise.

Vorläufige Evidenz von internetgestützten Interventionen, die mit zunehmendem Therapeutenkontakt effektiver sind

Unterschiedliche metaanalytische Übersichtsarbeiten belegen die Wirksamkeit von internetgestützten Interventionen gegenüber einer Wartelistengruppe ($d=0.82$; $k=8$; Dettore et al., 2015; $g=0.51$; $k=18$; Pearcy et al., 2016). In der letztgenannten Untersuchung wird erneut die Moderation des Ergebnisses durch das Ausmaß des therapeutischen Kontakts deutlich, und zwar dahingehend, dass mehr therapeutischer Kontakt mit größeren Effekten assoziiert war. Aber auch bei internetgestützten Interventionen ohne therapeutischen Kontakt konnte eine Überlegenheit gegenüber einer Wartekontrollgruppe ($d=0.40$) aber nicht gegenüber einer aktiven Kontrollbedingung mit Psychoedukation ($d=0.10$) metaanalytisch ($k=4$) gezeigt werden. Video- oder telefongestützte KVT, d.h. Therapie, die KVT-basiert ist und weitestgehend über eines der genannten Medien durchgeführt wird, wurde bislang kaum systematisch und in randomisiert-kontrollierten Studien untersucht. Eine randomisiert-kontrollierte Studie mit geringen Fallzahlen zeigt die Überlegenheit von videogestützter Gruppentherapie gegenüber Selbsthilfe ($d=2.1$) und einer Warelistenkontrollgruppe ($d=2.5$) (Vogel et al., 2014).

5.1.3 Weitere Therapieverfahren

Es liegt keine Evidenz aus randomisiert-kontrollierten Studien oder metaanalytischen Zusammenfassungen solcher für tiefenpsychologische fundierte oder analytische Therapie sowie andere Psychotherapieformen (z. B. EEG-Biofeedback, Klopftherapie oder Motivational Interviewing) vor.

5.2 Medikamentöse Behandlung

Die bereits erwähnte Netzwerk-Analyse von Skapinakis et al. (2016) legte dar, dass die Behandlung mittels SSRIs wirksam (Reduktion der Yale-Brown-Obsessive-Compulsive Scale [Y-BOCS]-Werte um 3.49 [95 % CI -5.12 bis -1.81]) und signifikant wirksamer als Pillenplacebo ist, bestätigte aber auch die vergleichbare Wirksamkeit aller SSRIs und fehlende Überlegenheit einer Substanz. Die Analyse stützt somit Befunde einer früheren Metaanalyse (Soomro, 2007). Skapinakis et al. (2016) zeigten zudem über die eingeschlossenen Studien hinweg zwar höhere Effekte von Clomipramin als SSRIs gegenüber einer Placebobedingung, aber die Unterschiede waren nicht signifikant und Clomipramin führte zu deutlich mehr Studien- bzw. Therapieabbrüchen durch Nebenwirkungen.

Für die Behandlung mit SSRIs liegt metaanalytische Evidenz vor

Metaanalysen über Vergleichsstudien zwischen KVT und Pharmakotherapie lassen auf eine Überlegenheit der ersteren schließen (Öst et al., 2015; Reid et al., 2021; Skapinakis et al., 2016). Letztere fassten zusammen, dass die KVT die Symptomatik durchschnittlich um etwa 5 Punkte im Y-BOCS mehr als eine Behandlung mit SSRI oder Clomipramin reduziert. Reid und Kollegen (2021) stellten allerdings in ihrer Metaanalyse heraus, dass in den eingeschlossenen Pharmakotherapiestudien häufig eine unzureichende Dosis der Medikamente genutzt worden sei, was den Effekt der Pharmakotherapie reduziert haben könnte.

Es existieren zwei Metaanalysen über eine Kombinationstherapie von Pharmaka und KVT. Öst und Kollegen (2015) zeigten über $k = 6$ Studien keinen signifikanten Unterschied im Ausmaß der Symptombesserung und der Quote der klinisch signifikant gebesserten Patienten im Vergleich zwischen KVT und KVT mit Pharmakotherapie. Im Gegensatz dazu scheint laut Skapinakis und Kollegen (2016) ein Effekt der Kombibehandlung über den Effekt der Monopharmakotherapie (SSRIs und Clomipramin) von 5.2 bis 8.0 Punkte auf der Y-BOCS vorhanden zu sein.

Eine medikamentöse Therapie mit KVT ist effektiver als ohne KVT

Die Rückfallraten nach Absetzen der pharmakotherapeutischen Medikation sind hoch. In einer Metaanalyse von Donovan et al. (2010) über $k = 5$ Absetzstudien zeigten sich durchschnittliche Rückfallraten von 22.7 % bei Weitergabe der aktiven Medikation und 41.6 % bei Placebo. Eine Metaanalyse über $k = 4$ Studien zeigt dabei, dass bei Patienten mit Residualsymptomen gegenüber Patienten ohne Residualsymptome ein Rückfall nach Absetzen mit höherer (wenn auch nicht signifikanter) Wahrscheinlichkeit eintritt. Die AWMF-Leitlinie (Voderholzer et al., 2022) stellt heraus, dass die Erhaltungstherapie

Rückfallraten nach adäquater medikamentöser Behandlung hoch, Erhaltungstherapie und Rezidivprophylaxe sind schlecht untersucht

und die Rezidivprophylaxe bei der Pharmakotherapie noch unzureichend untersucht sind.

Zusammenfassend scheint sowohl der Einsatz von SSRIs (aller Klassen) als auch Clomipramin in der Symptomreduktion effektiv zu sein, wobei eine stärkere Wirksamkeit bei höherer Dosis vorhanden ist, aber keine differenzielle Wirkung zwischen den SSRIs-Substanzen, wohl aber von Clomipramin gegenüber SSRIs, wobei letztere trotzdem aufgrund der Nebenwirkungsprofile vorzuziehen sind. Komplette Remissionen unter alleiniger Medikation werden allerdings häufig nicht erzielt. Dies deckt sich mit dem Befund, dass eine zusätzliche KVT-Behandlung zur Monopharmakotherapie einen zusätzlichen Effekt erzielt, während das bei einer zusätzlichen Pharmakotherapie bei KVT-Monotherapie nicht der Fall ist. Kaum untersucht bleibt die Wirksamkeit einer Kombibehandlung nach nicht erfolgreicher alleiniger KVT und ob eine KVT nach Absetzen einer erfolgreichen medikamentösen Behandlung die Anzahl der Rückfälle verringert.

5.3 Biologische, nicht pharmakologische Verfahren in der Behandlung von Patienten mit therapierefraktären Zwangsstörungen

Transiente moderate Effekte über Wochen bis wenige Monate für die transkranielle Magnetstimulation

Im Rahmen der nicht invasiven Hirnstimulationsverfahren liegen für die transkranielle Magnetstimulation über 20 RCTs mit über 700 Patienten vor (Voderholzer et al., 2022). Die Studien deuten auf einen zumindest transienten moderaten Effekt über Wochen bis wenige Monate bei einer mittleren Symptomreduktion hin, wobei die Kürze der Follow-ups und die ungünstigen Kontrollbedingungen kritisiert werden. Die Verträglichkeit war aber durchgehend gut.

Die Evidenz für tDCS und EKT ist nicht ausreichend

Zur transkraniellen Gleichstromstimulation (tDCS) liegen bislang nur vier kleine RCTs mit 117 eingeschlossenen Patienten vor, die sich hinsichtlich der Patientenkollektive, Stimulationsprotokolle und Beobachtungsdauer unterschieden und keine ausreichenden und inkonsistente Wirksamkeitsnachweise lieferten. Zur EKT liegt bislang nur Evidenz in Form von Fallberichten und retrospektiven Fallserien vor, die auch Fragen offen lassen hinsichtlich Diagnosen, Komorbiditäten, Krankheitsschwere, Symptomspezifität der Symptomveränderung, Diagnostik ohne Einsatz von Y-BOCS und mit variablen, nicht ausreichend definierten Outcome-Kriterien. Auf Basis ihrer Übersicht über die Befunde über 50 Studien mit insgesamt 279 Patienten kamen Fontenelle et al. (2015) nicht zu einer Behandlungsempfehlung für die EKT bei der Zwangsstörung. Dieses Ergebnis muss vor allem vor der höheren Nebenwirkungsrate und -schwere betrachtet werden.

Im Rahmen der chirurgischen Verfahren konnte vor allem im Bereich der Tiefen Hirnstimulation in den letzten Jahren empirische Evidenz hinzugewonnen werden. In zwei großen randomisiert-kontrollierten Doppelblindstudien (Denys et al., 2010; Luyten et al., 2016) konnte sie für schwersterkrankte Betroffene nach Ausschöpfung aller evidenzbasierter Verfahren als weitere Behandlungsoption empirisch abgesichert werden. Über alle bislang erschienen Follow-up-Studien zeigt sich der Effekt als anhaltend. Neben der Symptomreduktion wird auch eine Verbesserung der Lebensqualität erreicht. Weitere zuvor publizierte kleinere randomisierte-kontrollierte Studien zeigen konsistente Ergebnisse. Unerwünschte Nebenwirkungen werden häufig beschrieben, sind aber meist transienter Natur.

Tiefe Hirnstimulation als ein Verfahren für schwersterkrankte therapierefraktäre Patienten mit anhaltenden Effekten und (meist) transienten Nebenwirkungsprofilen

Zu ablativen chirurgischen Behandlungen existieren neben einigen historischen Fallstudien auch einige Kohortenstudien (z.B. Rück et al, 2008; Irle et al., 1998). Neben beachtlichen Erfolgen auf Symptomreduktion und Remission kommt es zu nicht transienten und teils schweren Nebenwirkungen.

Ablative chirurgische Verfahren zeigen eine gewisse Effektivität, aber auch starke, nicht transiente Nebenwirkungen

5.4 Zukünftige Foki der Behandlungsforschung

Das International College of Obsessive-Compulsive Spectrum Disorders ist ein globales Netzwerk von Forscher:innen, klinischen Expert:innen und Patient:innen, deren hauptsächliches Ziel die Unterstützung und Stimulierung von der Erforschung der Zwangsstörung ist. Die Gruppe formuliert die folgenden Punkte als Schwerpunkte für die Behandlungsforschung im Rahmen der Zwangsstörung in den nächsten Jahren (Fineberg et al., 2020). Zum einen wird der Bedarf an Forschung zur Integration von digitaler Technologie in die Behandlungsunterstützung oder dem Monitoring hervorgehoben. Dies kann beispielsweise im Sinne von Ecological Momentary Interventions, in Form von über Textnachrichtendienste durchgeführten Gruppeninterventionen oder über die Mitnahme des Therapeuten über Handykamera erfolgen. Außerdem wird das Feld der Immunomodulierenden Therapie als zukunftsträchtig dargestellt, mit der Idee, dass genetische und immunologische Profile zu einer präzisen individualisierenden Therapie für die Zwangsstörung beitragen könnte. Auch die zuvor dargestellten Weiterentwicklungen der Verhaltenstherapie werden als Zukunftsfelder mit Bedarf an weiterer Forschung identifiziert. Zudem unterstreicht die Gruppe die Notwendigkeit der Untersuchung von Pharmakogenetik und -genomik, um genetische Varianten zu definieren und so eine bessere Vorhersage von Substanzantwort und Nebenwirkungstoleranz tätigen zu können.

6 Fallbeispiel

Vorstellungsanlass

Frau L. ist 43 Jahre alt, lebt derzeit in einer Partnerschaft und hat zwei Kinder. Sie ist Altenpflegerin und zum Zeitpunkt der Kontaktaufnahme arbeitslos. Sie kommt auf eigene Initiative in Begleitung einer Freundin in die Ambulanz und berichtet von Zwängen, die seit etwa zwei Jahren ihr Leben massiv beeinträchtigen würden. Sie berichtet über die Angst, mit Körperausscheidungen oder Keimen in Berührung zu kommen und an einer schlimmen ansteckenden Krankheit wie HIV zu erkranken. Daher vermeide sie es, Dinge anzufassen, die potenziell von anderen Personen berührt worden sind, z.B. Türgriffe, Haltestangen in öffentlichen Verkehrsmitteln etc. Über die eigene Gesundheit hinaus mache sie sich auch Sorgen, dass sie durch ihre Unachtsamkeit auch Familienangehörige anstecken könnte und diese zu Schaden kommen könnten. Sie führe ausführliche Waschrituale durch, wenn sie nach Hause kommt, und reinige auch täglich ausführlich das Badezimmer, da sich bei der Benutzung des Badezimmers Spritzer verteilen würden und sich dort Keime ansammeln könnten, an denen sie oder ihre Familie erkranken könnten. Neben den Wasch- und Reinigungszwängen bestünden auch Ordnungszwänge. Diese würden durch die Sorge ausgelöst, dass sie ins Chaos verfallen und den Überblick verlieren könnte. Die Gedanken würden schon durch kleinste Hinweise für Unordnung (z.B. die Tassen stehen nicht in gerader Linie im Schrank oder Post liegt auf dem Küchentisch) ausgelöst. Sie würde dann die Küchenschränke ausräumen und systematisch wieder einräumen, oder anfangen, die Papiere und Unterlagen neu zu sortieren. Die Zwangssymptome bestünden bereits seit einigen Jahren, aber seien jetzt so schlimm geworden, dass sie nun viele Stunden am Tag mit der Ausführung der verschiedenen Zwangshandlungen bzw. den Gedanken an Gefahren beschäftigt sei. Gleichzeitig fühle sie sich auch zunehmend traurig, niedergeschlagen und nutzlos. Sie könne ihren Haushalt nicht führen und könne sich auch nicht vorstellen, wieder einer Arbeit nachzugehen.

Psychopathologischer Befund und Psychometrik zu Behandlungsbeginn

Frau L. ist bewusstseinsklar und in allen Qualitäten orientiert. Sie wirkt im Kontakt zurückhaltend und etwas unkonzentriert. Sie berichtet offen über die Problembereiche und ist sehr bemüht darum, alles ganz genau zu erklären. Die Zwangshandlungen und Befürchtungen werden als ich-dyston beschrieben. Sie distanziert sich von Zwangsgedanken bezüglich Ansteckung oder „ins Chaos zu verfallen“ und kann sie als übertrieben einschätzen, jedoch könne sie nicht anders, als die Zwangshandlungen auszuführen, da sie die Risiken infolge einer Unterlassung nicht eingehen könne (Gefahrenüberschätzung und reduzierte Unsicherheitstoleranz). Es liegen keine Hinweise für eine formale oder inhaltliche Denkstörung vor und eine akute Suizidalität wird von ihr klar verneint.

Im SKID-Interview ergeben sich die Diagnosen Zwangsstörung und rezidivierende depressive Störung, gegenwärtig mittelgradige Episode. Im Y-BOCS-Interview erreicht sie einen Wert von 27 (schwere Zwangsstörung) und die zeitliche Belastung gibt sie mit 3 bis 6 Stunden täglich an. Im OCI-R erhält sie einen Wert von 48. Die Depressivität, erfasst mit dem BDI, erreicht einen Wert von 41, welcher auf eine schwere depressive Symptomatik hindeutet. Im Brief Symptom Inventory (BSI) finden sich deutlich erhöhte Werte für die Skalen Somatisierung, Zwanghaftigkeit und Ängstlichkeit. Frau L. ist schwer belastet, aber noch in der Lage, ihren Alltag zu organisieren. Eine medikamentöse Behandlung möchte sie zwar nicht, aber sie erscheint regelmäßig zu den Terminen (zwischenzeitlich auch allein) und wirkt motiviert, die Problematik in einer ambulanten Psychotherapie anzugehen.

Behandlung

Zu Beginn der Therapie wird mit Frau L. ein individuelles Störungsmodell entwickelt sowie das Modell zur Aufrechterhaltung der Zwangsstörung erarbeitet. Die Trennung in Zwangsgedanken und Zwangshandlungen ist für die Patientin sehr gut nachvollziehbar, aber die Bereitschaft, die Zwangshandlungen zu unterlassen, ist zunächst nicht für alle Bereiche gleich stark ausgeprägt. Erschwerend kommt hinzu, dass die depressive Symptomatik und die Verzweiflung über die Zwänge zunächst stark im Vordergrund stehen, sodass zuerst an der Reduktion der depressiven Symptomatik gearbeitet wird. Hierzu werden das Dreiecksmodell und Protokolle zur Selbstbeobachtung der Stimmung sowie die Aufnahme von Aktivitäten genutzt.

Für die Therapie der Zwangsstörung ordnet die Patientin die Zwangsgedanken zu den verschiedenen Themenbereichen nach ihrer Schwierigkeit an, woraufhin ein schrittweises Vorgehen besprochen wird. Zunächst wird die Konfrontation für die Ordnungszwänge geplant, um den Gedanken „Ich versinke im Chaos, wenn nicht alles geordnet ist“ zu provozieren und auszuhalten. Hierzu wird eine gemeinsame Exposition in der Wohnung von Frau L. durchgeführt, in der Frau L. die Schränke in der Küche in „Unordnung“ bringen soll (d.h. Teller und Tassen nicht dem Ordnungssystem entsprechend in den Schrank stellen, Schüsseln nicht nach der Größe sortieren, Besteck nicht sorgfältig gestapelt in die Schublade räumen). Frau L. ist nach der Exposition sehr erleichtert und macht anschließend selbst Vorschläge, wie sie auch in anderen Bereichen die Ordnung durchbrechen könnte (z. B. Kleiderschrank, Wohnzimmer etc.).

Nach einer Phase der Konsolidierung wird der Fokus nun auf den Bereich Kontamination und Waschen gelegt. Es wird deutlich, dass die Sorge durch die Befürchtung, sich durch Keime zu infizieren, deutlich ausgeprägter ist und als realistische Gefahr eingeschätzt wird. Mittels motivierender Gesprächsführung wird eine ausführliche Kosten-Nutzen-Analyse für die Wasch- und Reinigungszwänge gemacht, aus der Frau L. deutlich schlussfolgert, dass es viele Vorteile hat, die Zwangshandlungen aufzugeben. Daraufhin wird mittels kognitiver Interventionen an den Themen Gefahrenüberschätzung und Unsicherheitstoleranz gearbeitet. Dadurch kommt Frau L. zu der Einsicht, dass sie die Gefahr für eine Ansteckung bisher als zu hoch eingeschätzt hat und der von ihr investierte Aufwand für „ein Leben in Sicherheit" sehr hoch war. Aufgrund der großen Sorge vor Erkrankung wird mit Frau L. auch das Risiko besprochen, dass sie nach einer Konfrontation mit Reaktionsverhinderung evtl. tatsächlich erkranken wird, und sie entscheidet sich bewusst dafür, sich dem Risiko auszusetzten.

Als erste Übung wird eine Konfrontation im Therapieraum durchgeführt, in der Frau L. in gestufter Weise zunächst den Türgriff, dann den Boden und am Ende die Hand der Therapeutin anfassen soll. Die allererste Exposition zum Thema Kontamination ist sehr intensiv und von starker Angst begleitet, die aber im Verlauf der Sitzung zurückgeht.

Motiviert durch diese Erfolge werden weitere therapeutenbegleitete Expositionen durchgeführt (anfassen von Gegenständen in der U-Bahn, Straße, Mülleimer) und schließlich erfolgt eine abschließende therapeutenbegleitete Exposition, in der die Patientin die eigene Wohnung kontaminiert (Verteilung des Badschmutzes in der Wohnung; mit Straßenschuhen durch die Wohnung gehen).

Frau L. ist sehr motiviert durch die Erfolge und führt die Übungen selbstständig fort. Allerdings fällt in dieser Phase auf, dass Frau L. den Perfektionismus, den sie zuvor auf die Zwänge angewandt hatte, nun auf die Ausführung der Exposition überträgt. Dies wird zunächst wieder mit Kosten-Nutzen-Analysen untersucht und anschließend mit Verhaltensexperimenten zur Flexibilisierung geprüft sowie erprobt.

Mit Abnahme des Zeitaufwands für die Zwangshandlungen entwickelt Frau L. alternative Aktivitäten und Interessen und übernimmt eine Arbeitsstelle in einem ambulanten Pflegedienst. Zum Ende der Therapie werden mögliche Rückfallsymptome und Strategien für die Erkennung und Bewältigung wieder zunehmender Zwangshandlungen erarbeitetet.

Psychometrik zum Behandlungsabschluss

Frau L. profitiert sehr gut von der Therapie. Sie arbeitet engagiert mit und stellt sich nach anfänglichem Zögern den zwangsauslösenden Situationen. Dadurch kann der Umfang der Zwangshandlungen deutlich reduziert werden, sodass zum Ende der Therapie die Diagnosekriterien für die Zwangsstörung nicht mehr erfüllt sind. Für die langfristige Aufrechterhaltung des Therapieerfolgs bezüglich der depressiven Symptome sind die Reduktion der dysfunktionalen Kognition und der gleichzeitige Aufbau alternativer Aktivitäten (auch im Zusammenhang mit dem Abbau der Zwangshandlungen) relevant, sodass auch die depressive Symptomatik zum Ende der Therapie remittiert ist.

Im Rahmen der psychometrischen Diagnostik liegen zum Ende der Therapie die Fragebogenwerte für die Zwangssymptome sowohl im OCI-R bei 4 als auch in der Y-BOCS bei 4 und damit im subklinischen Bereich. Der BDI liegt bei 11. Die Skalenwerte des BSI liegen ebenfalls für alle Skalen im Normbereich mit T-Werten zwischen 40 und 60.

7 Weiterführende Literatur

Clark, D.A. (2020). *Cognitive-behavioral therapy for OCD and its subtypes* (2nd ed.). New York: Guilford Press.

Lakatos, A. & Reinecker, H. (2016). *Kognitive Verhaltenstherapie bei Zwangsstörungen. Ein Therapiemanual* (4., überarb. Aufl.). Göttingen: Hogrefe. https://doi.org/10.1026/02673-000

Moritz, S. & Hauschildt, M. (2016). *Erfolgreich gegen Zwangsstörungen. Metakognitives Training – Denkfallen erkennen und entschärfen* (3. Aufl.). Berlin: Springer.

Oelkers, C. & Hautzinger, M. (2013). *Zwangsstörungen: Kognitiv-verhaltenstherapeutisches Behandlungsmanual* (2., vollständig aktual. Aufl.). Weinheim: Beltz.

8 Literatur

Adam, Y., Meinlschmidt, G., Gloster, A.T. & Lieb, R. (2012). Obsessive-compulsive disorder in the community: 12-month prevalence, comorbidity and impairment. *Social Psychiatry Psychiatric Epidemiology, 47*(3), 339–349. https://doi.org/10.1007/s00127-010-0337-5

Albert, U., Barbaro, F., Bramante, S., Rosso, G., De Ronchi, D. & Maina, G. (2019). Duration of untreated illness and response to SRI treatment in Obsessive-Compulsive Disorder. *European Psychiatry, 58,* 19–26. https://doi.org/10.1016/j.eurpsy.2019.01.017

American Psychiatric Association (APA). (2015). *Diagnostisches und Statistisches Manual Psychischer Störungen – DSM-5* ® (Deutsche Ausgabe herausgegeben von P. Falkai und H.-U. Wittchen, mitherausgegeben von M. Döpfner, W. Gaebel, W. Maier, W. Rief, H. Saß und M. Zaudig). Göttingen: Hogrefe.

American Psychiatric Association (APA). (2018). *Diagnostisches und Statistisches Manual Psychischer Störungen – DSM-5* (Deutsche Ausgabe herausgegeben von P. Falkai und H.-U. Wittchen, mitherausgegeben von M. Döpfner, W. Gaebel, W. Maier, W. Rief, H. Saß und M. Zaudig; 2., korrig. Aufl.). Göttingen: Hogrefe.

Arch, J. J. & Abramowitz, J. S. (2015). Exposure therapy for obsessive-compulsive disorder: An optimizing inhibitory learning approach. *Journal of Obsessive-Compulsive and Related Disorders, 6,* 174–182. https://doi.org/10.1016/j.jocrd.2014.12.002

Bandelow, B., Baldwin, D., Abelli, M., Bolea-Alamanac, B., Bourin, M., Chamberlain, S. R. et al. (2017). Biological markers for anxiety disorders, OCD and PTSD: A consensus statement. Part II: Neurochemistry, neurophysiology and neurocognition. *World Journal of Biological Psychiatry, 18*(3), 162–214. https://doi.org/10.1080/15622975.2016.1190867

Beesdo-Baum, K., Zaudig, M. & Wittchen, H.-U. (2019). *SCID-5-CV. Strukturiertes Klinisches Interview für DSM-5®-Störungen – Klinische Version* (Deutsche Bearbeitung des Structured Clinical Interview for DSM-5® Disorders – Clinician Version von Michael B. First, Janet B. W. Williams, Rhonda S. Karg, Robert L. Spitzer). Göttingen: Hogrefe.

Borges, C. P., Meyer, E., Ferrão, Y. A., Souza, F. P., Sousa, M. B. & Cordioli, A. V. (2011). Cognitive-behavioral group therapy versus sertraline for obsessive-compulsive disorder: five-year follow-up. *Psychotherapy and Psychosomatics, 80*(4), 249–250. https://doi.org/10.1159/000322028

Brakoulias, V., Starcevic, V., Belloch, A., Brown, C., Ferrao, Y. A., Fontenelle, L. F. et al. (2017). Comorbidity, age of onset and suicidality in obsessive-compulsive disorder (OCD): An international collaboration. *Comprehensive Psychiatry, 76,* 79–86. https://doi.org/10.1016/j.comppsych.2017.04.002

Brander, G., Perez-Vigil, A., Larsson, H. & Mataix-Cols, D. (2016). Systematic review of environmental risk factors for Obsessive-Compulsive Disorder: A proposed roadmap from association to causation. *Neuroscience and Biobehavioral Reviews, 65*(1), 36–62. https://doi.org/10.1016/j.neubiorev.2016.03.011

Büttner-Westphal, H. & Hand, I. (1991). Yale-Brown Obsessive Compulsive Scale (Y-BOCS). Ein halbstrukturiertes Interview zur Beurteilung des Schweregrades von Denk- und Handlungszwängen. *Verhaltenstherapie, 1*(3), 226–233. https://doi.org/10.1159/000257972

Carpenter, J. K., Andrews, L. A., Witcraft, S. M., Powers, M. B., Smits, J. A. & Hofmann, S. G. (2018). Cognitive behavioral therapy for anxiety and related disorders: A meta-analysis of randomized placebo-controlled trials. *Depression and Anxiety, 35*(6), 502–514. https://doi.org/10.1002/da.22728

Cherian, A. V., Narayanaswamy, J. C., Srinivasaraju, R., Viswanath, B., Math, S. B., Kandavel, T. & Reddy, Y. C. (2012). Does insight have specific correlation with symptom dimensions in OCD? *Journal of Affective Disorders, 138*(3), 352–359. https://doi.org/10.1016/j.jad.2012.01.017

Clark, D. & Purdon, C. (2016). Still cognitive after all these years? Perspectives for a cognitive behavioural theory of obsessions and where we are 30 years later: A commentary. *Australian Psychologist, 51*(1), 14–17. https://doi.org/10.1111/ap.12200

Craske, M.G., Treanor, M., Conway, C.C., Zbozinek, T. & Vervliet, B. (2014). Maximizing exposure therapy: An inhibitory learning approach. *Behaviour Research and Therapy, 58,* 10–23. https://doi.org/10.1016/j.brat.2014.04.006

Del Valle, G., Belloch, A. & Carrió, C. (2017). The long and complex road in the search for treatment for mental disorders: An analysis of the process in five groups of patients. *Psychiatry Research, 253,* 1–8. https://doi.org/10.1016/j.psychres.2017.03.024

Denys, D., Mantione, M., Figee, M., van den Munckhof, P., Koerselman, F., Westenberg, H. et al. (2010, October 4). Deep brain stimulation of the nucleus accumbens for treatment-refractory obsessive-compulsive disorder. *Archives of General Psychiatry, 67*(10), 1061–1068. https://doi.org/10.1001/archgenpsychiatry.2010.122

Dèttore, D., Pozza, A. & Andersson, G. (2015). Efficacy of technology-delivered cognitive behavioural therapy for OCD versus control conditions, and in comparison with therapist-administered CBT: Meta-analysis of randomized controlled trials. *Cognitive Behavioural Therapy, 44*(3), 190–211. https://doi.org/10.1080/16506073.2015.1005660

Didonna, F. (2019). *Mindfulness-based cognitive therapy fo OCD: a treatment manual.* New York: Guilford Press.

Dollard, J. & Miller, N.E. (1950). *Personality and psychotherapy. An analysis in terms of learning, thinking, and culture.* New York: McGraw-Hill.

Donovan, M.R., Glue, P., Kolluri, S. & Emir, B. (2010). Comparative efficacy of antidepressants in preventing relapse in anxiety disorders – A meta-analysis. *Journal of Affective Disorders, 123*(1–3), 9–16. https://doi.org/10.1016/j.jad.2009.06.021

do Rosario-Campos, M.C., Leckman, J.F., Curi, M., Quatrano, S., Katsovitch, L., Miguel, E.C. & Pauls, D.L. (2005). A family study of early-onset obsessive-compulsive disorder. *American Journal of Medical Genetics Part B Neuropsychiatric Genetics, 136B*(1), 92–97. https://doi.org/10.1002/ajmg.b.30149

Einsle, F. & Hummel, K.V. (2015). *Kognitive Umstrukturierung: Techniken der Verhaltenstherapie.* Weinheim: Beltz.

Elsner, B., Wolfsberger, F., Srp, J., Windsheimer, A., Becker, L., Jacobi, T. et al. (2020). Long-term stability of benefits of cognitive behavioral therapy for obsessive compulsive disorder depends on symptom remission during treatment. *Clinical Psychology in Europe, 2*(1), 1–18. https://doi.org/10.32872/cpe.v2i1.2785

Endrass, T. & Ullsperger, M. (2014). Specificity of performance monitoring changes in obsessive-compulsive disorder. *Neuroscience & Biobehavioral Reviews, 46* (Part 1), 124–138. https://doi.org/10.1016/j.neubiorev.2014.03.024

Ertle, A., Wahl, K., Bohne, A., Moritz, S., Kordon, A. & Schulte, D. (2008). Dimensionen zwangsspezifischer Einstellungen. Der Obsessive-Beliefs Questionnaire (OBQ) für den deutschen Sprachraum analysiert. *Zeitschrift für Klinische Psychologie und Psychotherapie, 37,* 263–271. https://doi.org/10.1026/1616-3443.37.4.263

Exner, C. & Hansmeier, J. (2020). *Metakognitive Therapie* (Fortschritte der Psychotherapie, Bd. 76). Göttingen: Hogrefe. https://doi.org/10.1026/02769-000

Fineberg, N.A., Hollander, E., Pallanti, S., Walitza, S., Grünblatt, E., Dell'Osso, B.M. et al. (2020). Clinical advances in obsessive-compulsive disorder: a position statement by the International College of Obsessive-Compulsive Spectrum Disorders. *International Clinical Psychopharmacology, 35,* 173–193. https://doi.org/10.1097/YIC.0000000000000314

Fineberg, N.A. & Roberts, A. (2001). Obsessive Compulsive Disorder: A twenty-first century perspective. In N.A. Fineberg, D. Marazziti & D. Stein (Hrsg.), *Obsessive Compulsive Disorder: A practical guide* (pp. 1–13). London: CRC Press.

Foa, E.B., Huppert, J.D., Leiberg, S., Langner, R., Kichic, R., Hajcak, G. & Salkovskis, P.M. (2009). *OCI-R. Obsessive Compulsive Inventory – Revised* (Deutsche Bearbeitung von S. Gönner, W. Ecker, R. Leonhart). Frankfurt a. M.: Pearson.

Foa, E.B. & Kozak, M.J. (1997). Beyond the efficacy ceiling? Cognitive behavior therapy in search of theory. *Behavior Therapy, 28*(4), 601–611. https://doi.org/10.1016/S0005-7894(97)80019-6

Foa, E.B., Kozak, M.J., Goodman, W.K., Hollander, E., Jenike, M.A. & Rasmussen, S.A. (1995). DSM-IV field trial: Obsessive-compulsive disorder. *American Journal of Psychiatry, 152*(1), 90–96. https://doi.org/10.1176/ajp.152.1.90

Foa, E.B., Simpson, H.B., Liebowitz, M.R., Powers, M.B., Rosenfield, D., Cahill, S.P. et al. (2013). Six-month follow-up of a randomized controlled trial augmenting serotonin reuptake inhibitor treatment with exposure and ritual prevention for obsessive-compulsive disorder. *Journal of Clinical Psychiatry, 74*(5), 464–469. https://doi.org/10.4088/JCP.12m08017

Foa, E.B., Simpson, H.B., Rosenfield, D., Liebowitz, M.R., Cahill, S.P., Huppert, J.D. et al. (2015). Six- month outcomes from a randomized trial augmenting serotonin reuptake inhibitors with exposure and response prevention or risperidone in adults with obsessive-compulsive disorder. *Journal of Clinical Psychiatry, 76*(4), 440–446. https://doi.org/10.4088/JCP.14m09044

Fontenelle, L.F., Coutinho, E.S., Lins-Martins, N.M., Fitzgerald, P.B., Fujiwara, H. & Yuecel, M. (2015). Electroconvulsive therapy for obsessive-compulsive disorder: A systematic review. *Journal of Clinical Psychiatry, 76*(7), 6341. https://doi.org/10.4088/JCP.14r09129

Fontenelle, L.F., Mendlowicz, M.V. & Versiani, M. (2006). The descriptive epidemiology of obsessive-compulsive disorder. *Progress in Neuropsychopharmacological & Biological Psychiatry, 30*(3), 327–337. https://doi.org/10.1016/j.pnpbp.2005.11.001

Gentle, M., Harris, L.M. & Jones, M.K. (2014). The barriers to seeking treatment for obsessive-compulsive disorder in an Australian population. *Behaviour Change, 31*(4), 258–278. https://doi.org/10.1017/bec.2014.20

Gerentes, M., Pelissolo, A., Rajagopal, K., Tamouza, R. & Hamdani, N. (2019). Obsessive-Compulsive Disorder: Autoimmunity and Neuroinflammation. *Current Psychiatry Reports, 21*(8), 78. https://doi.org/10.1007/s11920-019-1062-8

Glazier, K., Wetterneck, C., Singh, S. & Williams, M. (2015). Stigma and shame as barriers to treatment for obsessive-compulsive and related disorders. *Journal of Depression and Anxiety, 4*(3), 191.

Glombiewski, J.A., Hansmeier, J., Haberkamp, A., Rief, W. & Exner, C. (2021). Metacognitive therapy versus exposure and response prevention for obsessive-compulsive disorder. A pilot randomized trial. *Journal of Obsessive-Compulsive and Related Disorders, 30,* 100650. https://doi.org/10.1016/J.JOCRD.2021.100650

Goodman, W.K., Storch, E.A. & Sheth, S.A. (2021). Harmonizing the Neurobiology and Treatment of Obsessive-Compulsive Disorder. *American Journal of Psychiatry, 178*(1), 17–29. https://doi.org/10.1176/appi.ajp.2020.20111601

Gruner, P. & Pittenger, C. (2017). Cognitive inflexibility in obsessive-compulsive disorder. *Neuroscience, 345,* 243–255. https://doi.org/10.4172/2167-1044.1000191

Hartmann, A.S., Grocholewski, A. & Buhlmann, U. (2019). *Körperdysmorphe Störung* (Fortschritte der Psychotherapie). Göttingen: Hogrefe. https://doi.org/10.1026/02669-000

Hayes, S.C., Strosahl, K.D. & Wilson, K.G. (2016). *Acceptance and commitment therapy. The process and practice of mindful change* (2nd ed.). New York: Guilford Press.

Hoffmann, N. & Hofmann, B. (2004). *Expositionen bei Ängsten und Zwängen*. Weinheim: Beltz.

Hollander, E., Stein, D.J., Fineberg, N.A., Marteau, F. & Legault, M. (2010). Quality of life outcomes in patients with obsessive-compulsive disorder: Relationship to treatment response and symptom relapse. *Journal of Clinical Psychiatry, 71*(6), 784–792. https://doi.org/doi:10.4088/JCP.09m05911blu

Hötzel, K. & Brachel, R. von (2022). *Änderungsmotivation fördern* (Standards der Psychotherapie, Bd. 10). Göttingen: Hogrefe. https://doi.org/10.1026/02917-000

Irle, E., Exner, C., Thielen, K., Weniger, G. & Rüther, E. (1998). Obsessive-compulsive disorder and ventromedial frontal lesions: Clinical and neuropsychological findings. *American Journal of Psychiatry, 155*(2), 255–263. https://doi.org/10.1176/ajp.155.2.255

Jacoby, R.J. & Abramowitz, J.S. (2016). Inhibitory learning approaches to exposure therapy: A critical review and translation to obsessive-compulsive disorder. *Clinical Psychology Review, 49,* 28–40. https://doi.org/10.1016/j.cpr.2016.07.001

Jakubovski, E., Pittenger, C., Torres, A.R., Fontenelle, L.F., do Rosario, M.C., Ferrao, Y.A. et al. (2011). Dimensional correlates of poor insight in obsessive-compulsive disorder. *Progress in Neuropsychopharmacological & Biological Psychiatry, 35*(7), 1677–1681. https://doi.org/10.1016/j.pnpbp.2011.05.012

Key, B.L., Rowa, K., Bieling, P., McCabe, R. & Pawluk, E.J. (2017). Mindfulness-based cognitive therapy as an augmentation treatment for obsessive–compulsive disorder. *Clinical Psychology & Psychotherapy, 24*(5), 1109–1120. https://doi.org/10.1002/cpp.2076

Klepsch, R., Zaworka, W., Hand, I., Lünenschloß, K. & Jauering, G. (1993). *HZI-K. Hamburger Zwangsinventar - Kurzform*. Weinheim: Beltz.

Külz, A.K., Landmann, S., Cludius, B., Rose, N., Heidenreich, T., Jelinek, L. et al. (2019). Mindfulness-based cognitive therapy (MBCT) in patients with obsessive-compulsive disorder (OCD) and residiual symptoms after cognitive behavioral therapy (CBT). A randomized controlled trial. *European Archive of Psychiatry and Clinical Neuroscience, 269*(2), 223–233. https://doi.org/10.1007/s00406-018-0957-4

Külz, A.K., Landmann, S., Schmidt-Ott, M., Zurowski, B., Wahl-Kordon, A. & Voderholzer, U. (2020). Long-term follow-up of cognitive-behavioral therapy for obsessive-compulsive disorder: Symptom severity and the role of exposure 8–10 years after inpatient treatment. *Journal of Cognitive Psychotherapy, 34*(3), 261–271. https://doi.org/10.1891/JCPSY-D-20-0000

Külz, A.K. & Voderholzer, U. (2018). *Pathologisches Horten* (Fortschritte der Psychotherapie). Göttingen: Hogrefe. https://doi.org/10.1026/02785-000

Luyten, L., Hendrickx, S., Raymaekers, S., Gabriels, L. & Nuttin, B. (2016). Electrical stimulation in the bed nucleus of the stria terminalis alleviates severe obsessive-compulsive disorder. *Molecular Psychiatry, 21*(9), 1272–1280. https://doi.org/10.1038/mp.2015.124

Madani, N.A.M., Kananifar, N., Atashpour, S.H. & Habil, M. (2013). The effects of mindfulness group training on the rate of obsessive-compulsive disorder symptoms on the women in Isfahan City (Iran). *International Medical Journal, 20*(1), 13–17.

Mahjani, B., Bey, K., Boberg, J. & Burton, C. (2021). Genetics of obsessive-compulsive disorder. *Psychological Medicine, 51*(13), 2247–2259. https://doi.org/10.1017/S0033291721001744

Margraf, J., Cwik, J. C., Brachel, R. von, Suppiger, A. & Schneider, S. (2021). *DIPS Open Access 1.2: Diagnostisches Interview bei psychischen Störungen.* Mental Health Research and Treament Center, Ruhr-Universität Bochum. https://doi.org/10.46586/rub.172.149

Marques, L., Chosak, A., Phan, D.-M., Fama, J., Franklin, S. & Wilhelm, S. (2010). Avoiding treatment failures in obsessive compulsive disorder. In M. W. Otto & S. G. Hoffmann (Eds.), *Avoiding treatment failures in the anxiety disorders* (pp. 125–145). New York: Springer. https://doi.org/10.1007/978-1-4419-0612-0_8

Miegel, F., Cludius, B., Hottenrott, B., Demiralay, C., Sure, A. & Jelinek, L. (2020). Session-specific effects of the metacognitive training for obsessive-compulsive disorder (MCT-OCD). *Psychotherapy Research, 30*(4), 474–486. https://doi.org/10.1038/s41598-020-73122-z

Moritz, S. & Hauschildt, M. (2012). *Erfolgreich gegen Zwangsstörungen.* Berlin: Springer. https://doi.org/10.1007/978-3-642-25303-4

Obsessive Compulsive Cognitions Working Group. (2001). Development and initial validation of the obsessive beliefs questionnaire and the interpretation of intrusions inventory. *Behaviour Research and Therapy, 39*(8), 987–1006. https://doi.org/10.1016/s0005-7967(00)00085-1

O'Connor, K. & Aardema, F. (2012). *Clinician's handbook for obsessive compulsive disorder: Inference-based therapy.* Hoboken, NJ: Wiley-Blackwell.

O'Connor, K. P., Aardema, F., Bouthillier, D., Fournier, S., Guay, S., Robillard, S. et al. (2005). Evaluation of an inference-based approach to treating obsessive-compulsive disorder. *Cognitive Behaviour Therapy, 34*(3), 148–163. https://doi.org/10.1080/16506070510041211

Olatunji, B. O., Davis, M. L., Powers, M. B. & Smits, J. A. (2013). Cognitive-behavioral therapy for obsessive-compulsive disorder: A meta-analysis of treatment outcome and moderators. *Journal of Psychiatric Research, 47*(1), 33–41. https://doi.org/10.1016/j.jpsychires.2012.08.020

Öst, L.-G., Havnen, A., Hansen, B. & Kvale, G. (2015). Cognitive behavioral treatments of obsessive-compulsive disorder. A systematic review and meta-analysis of studies published 1993–2014. *Clinical Psychology Review, 40,* 156–169. https://doi.org/10.1016/j.cpr.2015.06.003

Pauls, D. L., Abramovitch, A., Rauch, S. L. & Geller, D. A. (2014). Obsessive-compulsive disorder: an integrative genetic and neurobiological perspective. *Nature Reviews Neuroscience, 15*(6), 410–424. https://doi.org/10.1038/nrn3746

Pearcy, C. P., Anderson, R. A., Egan, S. J. & Rees, C. S. (2016, June). A systematic review and meta-analysis of self-help therapeutic interventions for obsessive-compulsive disorder: Is therapeutic contact key to overall improvement? *Journal of Behavior Therapy and Experimantal Psychiatry, 51,* 74–83. https://doi.org/10.1016/j.jbtep.2015.12.007

Piras, F., Piras, F., Chiapponi, C., Girardi, P., Caltagirone, C. & Spalletta, G. (2015, Jan). Widespread structural brain changes in OCD: A systematic review of voxel-based morphometry studies. *Cortex, 62,* 89–108. https://doi.org/10.1016/j.cortex.2013.01.016

Pitman, R. K. (1987). A cybernetic model of obsessive-compulsive psychopathology. *Comprehensive Psychiatry, 28*(4), 334–343. https://doi.org/10.1016/0010-440x(87)90070-8

Pittig, A., Stevens, S., Vervliet, B., Treanor, M., Conway, C.C., Zbozinek, T. & Craske, M.G. (2015). Optimierung expositionsbasierter Therapie. *Psychotherapeut, 60*(5), 401–418. https://doi.org/10.1007/s00278-015-0042-7

Rachman, S. (1971). Obsessional ruminations. *Behaviour Research and Therapy, 9*(3), 229–235. https://doi.org/10.1016/0005-7967(71)90008-8

Rachman, S. (1997). A cognitive theory of obsessions. *Behaviour Research and Therapy, 35*(9), 793–802. https://doi.org/10.1016/S0005-7967(97)00040-5

Radomsky, A.S., Rachman, S. & Hammond, D. (2001). Memory bias, confidence and responsibility in compulsive checking. *Behaviour Research and Therapy, 39*(7), 813–822. https://doi.org/10.1016/s0005-7967(00)00079-6

Raposo-Lima, C. & Morgado, P. (2020). The Role of Stress in Obsessive-Compulsive Disorder: A Narrative Review. *Harvard Review of Psychiatry, 28*(6), 356–370. https://doi.org/10.1097/HRP.0000000000000274

Rector, N.A., Richter, M.A., Katz, D. & Leybman, M. (2019). Does the addition of cognitive therapy to exposure and response prevention for obsessive compulsive disorder enhance clinical efficacy? A randomized controlled trial in a community setting. *British Journal of Clinical Psychology, 58*(1), 1–18. https://doi.org/10.1111/bjc.12188

Reid, J.E., Laws, K.R., Drummond, L., Vismara, M., Grancini, B., Mpavaenda, D. & Fineberg, N.A. (2021). Cognitive behavioural therapy with exposure and response prevention in the treatment of obsessive-compulsive disorder: A systematic review and meta-analysis of randomised controlled trials. *Comprehensive Psychiatry, 106*, 152223. https://doi.org/10.1016/j.comppsych.2021.152223

Rück, C., Karlsson, A., Steele, J.D., Edman, G., Meyerson, B.A., Ericson, K. et al. (2008, August 4). Capsulotomy for obsessive-compulsive disorder: Long-term follow-up of 25 patients. *Archives of General Psychiatry, 65*(8), 914–921. https://doi.org/10.1001/archpsyc.65.8.914

Ruscio, A.M., Stein, D.J., Chiu, W.T. & Kessler, R.C. (2010). The epidemiology of obsessive-compulsive disorder in the National Comorbidity Survey Replication. *Molecular Psychiatry, 15*(1), 53–63. https://doi.org/10.1038/mp.2008.94

Salkovskis, P.M. (1985). Obsessional-compulsive problems: a cognitive-behavioural analysis. *Behaviour Reserch and Therapy, 23*(5), 571–583. https://doi.org/10.1016/0005-7967(85)90105-6

Samuels, J., Bienvenu, O.J., Krasnow, J., Wang, Y., Grados, M.A., Cullen, B. et al. (2017). An investigation of doubt in obsessive-compulsive disorder. *Comprehensive Psychiatry, 75*, 117–124. https://doi.org/10.1016/j.comppsych.2017.03.004

Schulte, J., Dietel, F.A. & Buhlmann, U. (2020). Störungseinsicht bei körperdysmorpher Störung, Zwangsstörung und sozialer Angststörung. *Psychotherapeut, 65*(2), 101–108. https://doi.org/10.1007/s00278-020-00404-2

Skapinakis, P., Caldwell, D.M., Hollingworth, W., Bryden, P., Fineberg, N.A., Salkovskis, P. et al. (2016). Pharmacological and psychotherapeutic interventions for management of obsessive-compulsive disorder in adults: a systematic review and network meta-analysis. *Lancet Psychiatry, 3*(8), 730–739. https://doi.org/10.1016/S2215-0366(16)30069-4

Soomro, G.M. (2007). Obsessive compulsive disorder. *BMJ Clinical Evidence*, 1004. https://www.ncbi.nlm.nih.gov/pubmed/19454066

Stengler-Wenzke, K., Trosbach, J., Dietrich, S. & Angermeyer, M.C. (2004). Experience of stigmatization by relatives of patients with obsessive compulsive disorder. *Archives of Psychiatric Nursing, 18*(3), 88–96. https://doi.org/10.1016/j.apnu.2004.03.004

Swedo, S.E., Leonard, H.L., Garvey, M., Mittleman, B., Allen, A.J., Perlmutter, S. et al. (1998). Pediatric autoimmune neuropsychiatric disorders associated with streptococcal infections: clinical description of the first 50 cases. *American Journal of Psychiatry, 155*(2), 264–271. https://doi.org/10.1176/ajp.155.2.264

Taylor, E.W., Cranton, P. & Associates. (2012). *The handbook of transformative learning. Theory, research, and practice.* San Francisco, CA: Jossey-Bass.

Taylor, S. (2011). Early versus late onset obsessive-compulsive disorder: Evidence for distinct subtypes. *Clinical Psychology Review, 31*(7), 1083–1100. https://doi.org/10.1016/j.cpr.2011.06.007

Twohig, M.P., Abramowitz, J.S., Smith, B.M., Fabricant, L.E., Jacoby, R.J., Morrison, K.L. et al. (2018). Adding acceptance and commitment therapy to exposure and response prevention for obsessive-compulsive disorder: A randomized controlled trial. *Behaviour Research and Therapy, 108,* 1–9. https://doi.org/10.1016/J.JOCRD.2014.12.007

Twohig, M.P., Hayes, S.C., Plumb, J.C., Pruitt, L.D., Collins, A.B., Hazlett-Stevens, H. & Woidneck, M.R. (2010). A randomized clinical trial of acceptance and commitment therapy versus progressive relaxation training for obsessive-compulsive disorder. *Journal of Consulting and Clinical Psychology, 78*(5), 705. https://doi.org/10.1037/a0020508

Vakili, Y., Gharaee, B. & Habibi, M. (2015). Acceptance and commitment therapy, selective serotonin reuptake inhibitors and their combination in the improvement of obsessive-compulsive symptoms and experiential avoidance in patients with obsessive-compulsive disorder. *Iranian Journal of Psychiatry and Behavioral Sciences, 9*(2), e845. https://doi.org/10.17795/ijpbs845

Van Oppen, P., van Balkom, A.J., de Haan, E. & van Dyck, R. (2005). Cognitive therapy and exposure in vivo alone and in combination with fluvoxamine in obsessive-compulsive disorder: A 5-year follow-up. *Journal of Clinical Psychiatry, 66*(11), 1415–1422. https://doi.org/10.4088/jcp.v66n1111

Vigne, P., Fortes, P., Dias, R.V., Laurito, L.D., Loureiro, C.P., De Menezes, G.B. et al. (2019). Duration of untreated illness in a cross-diagnostic sample of obsessive-compulsive disorder, panic disorder, and social anxiety disorder. *CNS Spectrums, 24*(5), 526–532. https://doi.org/10.1017/S1092852918001281

Visser, H.A., van Megen, H., van Oppen, P., Eikelenboom, M., Hoogendorn, A.W., Kaarsemaker, M. et al. (2015). Inference-Based Approach versus Cognitive Behavioral Therapy in the Treatment of Obsessive-Compulsive Disorder with Poor Insight: A 24-Session Randomized Controlled Trial. *Psychotherapy and Psychosomatics, 84*(5), 284–293. https://doi.org/10.1159/000382131

Voderholzer, U., Rubart, A., Kathmann, N., Staniloiu, A., Wahl-Kordon, A. & Zurowski, B. im Auftrag der Deutschen Gesellschaft für Psychiatrie und Psychotherapie, Psychosomatik und Nervenheilkunde (DGPPN). (2022). S3-Leitlinie Zwangsstörungen – Langversion (AWMF-Register Nr. 038/017, Stand 30.06.2022). *AWMF online*. Verfügbar unter: https://register.awmf.org/assets/guidelines/038_017l_S3_Zwangsstörungen_2022-07.pdf

Vogel, P.A., Solem, S., Hagen, K., Moen, E.M., Launes, G., Håland, Å.T., Hansen, B. & Himle, J.A. (2014). A pilot randomized controlled trial of videoconference-assisted treatment for obsessive-compulsive disorder. *Behaviour research and therapy, 63*, 162–168. https://doi.org/10.1016/j.brat.2014.10.007

Wahl, K., Kordon, A., Kuelz, K.A., Voderholzer, U., Hohagen, F. & Zurowski, B. (2010). Obsessive-Compulsive Disorder (OCD) is still an unrecognised disorder: A study on the recognition of OCD in psychiatric outpatients. *European Psychiatry, 25*(7), 374–377. https://doi.org/10.1016/j.eurpsy.2009.12.003

Wells, A. (2011). *Metacognitive therapy for anxiety and depression*. New York: Guilford Press.

Wells, A., Myers, S., Simons, M. & Fisher, P. (2017). Metacognitive model and treatment of OCD. In J.S. Abramowitz, D. McKay & E.A. Storch (Eds.), *The Wiley Handbook of Obsessive Compulsive Disorders* (Vol. 1, pp. 644–662). Hoboken, NJ: John Wiley & Sons Ltd. https://doi.org/10.1002/9781118890233.ch36

Whittal, M.L., Woody, S.R., McLean, P.D., Rachman, S.J. & Robichaud, M. (2010). Treatment of obsessions: a randomized controlled trial. *Behaviour Research and Therapy, 48*(4), 295–303. https://doi.org/10.1016/j.brat.2009.11.010

World Health Organization (WHO). (2019). *International Statistical Classification of Diseases and Related Health Problems (11th ed.)*. World Health Organization. https://icd.who.int/

9 Kompetenzziele und Lernkontrollfragen

Kompetenzziele

Folgendes Wissen und folgende Kompetenzen sollen durch die Lektüre dieses Buches erworben werden:

- Die Kenntnis unterschiedlicher Phänotypen der Zwangsstörung und deren Besonderheiten ist vorhanden.
- Die Kenntnis und Anwendung der Werkzeuge zur Erfassung und Diagnostik der Zwangsstörung liegen vor.
- Ein Verständnis für die ätiologischen und Risikofaktoren besteht.
- Die Kenntnis der Leitlinienempfehlungen zur Behandlung der Zwangsstörung liegt vor und ermöglicht eine Indikationsstellung für unterschiedliche Settings, abhängig von der Präsentation.
- Die Fertigkeiten zur Vermittlung von Epidemiologie und Behandlungsoptionen an Betroffene und Angehörige wurden erworben.
- Die Möglichkeiten zur individualisierten kognitiven Verhaltenstherapie liegen vor.
- Ein Verständnis zum Umgang mit therapeutischen Herausforderungen im Rahmen der Behandlung einer Zwangsstörung ist vorhanden.

Lernkontrollfragen

1. Welcher der folgenden Punkte stellt keine Hauptveränderung durch die Einführung der neuen Klassifikationssysteme (ICD-11 und DSM-5) für die Zwangsstörung dar?
   a. Die Zwangsstörung stellt nun eine Diagnose in der Kategorie Zwangs- und verwandte Störungen dar.
   b. Der Schweregrad der Zwangsstörung wird über die Häufigkeit der gezeigten Zwangshandlungen bestimmt.
   c. Die Diagnose kann nun bei Patienten mit unterschiedlichen Niveaus an Einsicht in die Unsinnigkeit der Gedanken und Handlungen vergeben werden.
   d. Pathologisches Horten ist nicht mehr Teil der diagnostischen Kriterien der Zwangsstörung, sondern eine eigenständige Diagnose.

2. Wie hoch ist die Lebenszeitprävalenz der Zwangsstörung?
   a. Sie liegt bei 1.9 bis 2.5 %.
   b. Sie liegt bei 3.5 bis 4.5 %.
   c. Sie liegt bei 5 bis 6 %.
   d. Sie liegt bei 0.5 bis 1.5 %.

3. Welche der folgenden Störungsbilder stellt keine Hauptkomorbidität der Zwangsstörung dar?
   a. Angststörungen.
   b. Affektive Störungen.
   c. Posttraumatische Belastungsstörung.
   d. Tic-Störung.
4. Welches stellt das Hauptabgrenzungsmerkmal zur Krankheitsangststörung dar?
   a. Nur bei der Zwangsstörung kommt es zu Rückversicherungsverhalten.
   b. Nur bei der Krankheitsangst kommt es zu Kontrollverhalten.
   c. Bei der Krankheitsangst drehen sich die Befürchtungen darum, an einer schweren Erkrankung zu leiden bzw. zu erkranken, bei der Zwangsstörung um die mögliche Übertragung einer Erkrankung.
   d. Nur bei der Zwangsstörung kommt es zu Vermeidungsverhalten.
5. Welche Aussage zum Ätiologiemodell der Zwangsstörung ist falsch?
   a. Die Zwangsgedanken sind alltägliche Gedanken, die jedem Menschen gelegentlich durch den Kopf gehen.
   b. Die Interpretation der Zwangsgedanken löst bei den Betroffenen die negativen Emotionen aus.
   c. Die Vermeidung der Zwangshandlungen führt zu einer Reduktion der negativen Emotionen.
   d. Die fehlende Überprüfung der angenommenen Bedeutung der Zwangsgedanken hält die Symptomatik aufrecht.
6. Welche Aussage zur Evidenz für die Behandlung der Zwangsstörungen laut der S3-Leitlinie ist richtig?
   a. Es sollten entweder psychotherapeutische oder pharmakologische Behandlungen zum Einsatz kommen.
   b. Systemische, tiefenpsychologische und verhaltenstherapeutische Behandlung kann basierend auf vergleichbarer Evidenz nach Wunsch eingesetzt werden.
   c. Die Zwangsstörung kann grundsätzlich ambulant behandelt werden.
   d. Bei der Dosierung von SSRIs ist eine Orientierung an der Dosierung zur Behandlung der Depression empfohlen.
7. Welche der folgenden Techniken wird nicht hauptsächlich im Rahmen einer kognitiv-verhaltenstherapeutischen Behandlung der Zwangsstörung eingesetzt?
   a. Kognitive Umstrukturierung der Interpretation der Zwangsgedanken.
   b. Exposition mit Reaktionsverhinderung.
   c. Aufbau positiver Aktivitäten.
   d. Gedankenstopp.

8. Welche der folgenden kognitiven Techniken ist bei der Bearbeitung der dysfunktionalen Grundüberzeugungen im Rahmen der Zwangsstörung nicht vorrangig einzusetzen?
   a. Kumulative Wahrscheinlichkeitsschätzung.
   b. Verhaltenstests.
   c. Hinterfragung doppelter Maßstäbe bei Verantwortlichkeit.
   d. Ausweitung des eindimensionalen Denkens auf ein mehrdimensionales.

9. Welcher der folgenden Aspekte stellt keinen Bestandteil der Vorbereitung einer Exposition mit Reaktionsverhinderung dar?
   a. Erstellen einer Angsthierarchie bedrohlicher Situationen.
   b. Besprechung der Angstkurven.
   c. Spontane Demonstration einer Exposition in der Vorbereitungssitzung.
   d. Etablierung von Kriterien für einen Erfolg der Exposition mit Reaktionsverhinderung.

Beantworten Sie die hier abgedruckten Lernkontrollfragen in unserem Continuing Education Portal und sammeln Sie einfach und bequem Fortbildungspunkte der Kategorie D für Fachkräfte im Bereich Psychotherapie (CE). Der Zugang zu zertifizierten Online-Fortbildungen steht Ihnen rund um die Uhr zur Verfügung. Mehr Informationen zu diesem kostenpflichtigen Service finden Sie unter: ce.hogrefe.com

10 Anhang

Informationen für Betroffene	1/3

Was ist eine Zwangsstörung?

Von einer Zwangsstörung spricht man, wenn mindestens eines der zwei Hauptsymptome, nämlich Zwangsgedanken oder -handlungen, erfüllt ist. Bei Zwangsgedanken handelt es sich um Ideen, Vorstellungen oder Impulse, die sich den Betroffenen aufdrängen und nicht als die eigenen erlebt werden. Diese Gedanken sind fast immer quälend für die Betroffenen, weil sie beängstigend, scham- oder ekelbesetzt sind und gleichzeitig als sinnlos erlebt werden. Oftmals versuchen die Betroffenen erfolglos, gegen die Zwangsgedanken Widerstand zu leisten. Sie versuchen, sie zu ignorieren oder zu unterdrücken oder sie mithilfe anderer Gedanken oder Handlungen zu verdrängen.

Zwangshandlungen hingegen stellen wiederholte, zweckmäßige und beabsichtigte beobachtbare Verhaltensweisen oder mentale Handlungen dar, die häufig auf Zwangsgedanken folgen. Diese Handlungen folgen meist strengen Regeln (beispielsweise müssen Betroffene zehnmal den Rosenkranz beten und dabei nicht unterbrochen werden) oder werden stets in stereotyper Form ausgeführt (die Hände müssen beispielsweise immer einer gewissen Routine folgend gewaschen werden). Die Zwangshandlungen dienen dazu, Unbehagen, das oft durch die Zwangsgedanken bzw. der Bedeutung, die diesen Gedanken zugeschrieben wird, zu reduzieren oder aber antizipierte schreckliche Ereignisse unwirksam zu machen oder zu verhindern. Die Betroffenen sehen in den meisten Fällen ein, dass ihr jeweiliges Verhalten übertrieben oder unvernünftig ist. Trotzdem führt eine nicht adäquat ausgeführte oder nicht beendete Zwangshandlung oftmals zu einem starken Anstieg der Anspannung.

Zwangsstörungen sind äußerst vielfältig und können thematisch viele verschiedene Bereiche abdecken (vgl. Tabelle A). Folglich sollte die Therapie immer auf die Betroffene oder den Betroffenen und ihre bzw. seine spezifischen Zwangsformen abgestimmt sein.

Informationen für Betroffene 2/3

Tabelle A: Unterschiedliche Erscheinungsformen der Zwangsstörung (vorläufig)

Erscheinungsform der Zwangsstörung	Möglicher Zwangsgedanke	Mögliches Zwangsverhalten
Wasch- und Putzzwänge	Ich könnte mich mit einer potenziell tödlichen Krankheit anstecken.	Intensives, repetitives und stereotypes Reinigen von Objekten oder (Hände-) Waschen
Kontrollzwänge	Ein Gerät könnte einen Brand auslösen, es könnte eingebrochen werden oder ich könnte andere Menschen verletzt haben.	Vielgestaltige Kontrollmaßnahmen: Abgehen von Wegen, Überprüfen von Geräten und Türen/Schlössern
Wiederholungszwänge	Meine Mutter könnte sterben, wenn ich während einer Tätigkeit im Alltag an sie denke.	So häufig die Tätigkeit wiederholen, bis dabei nicht mehr an Mutter gedacht wird
Zählzwänge	Ich könnte eine schlechte Note in der Abschlussarbeit erhalten, wenn ich nicht erfolgreich ohne Unterbrechung alle Pflastersteine während dreier Blocks zähle.	Zählen beliebiger Objekte, Handlungen oder gedanklicher Vorstellungen (bspw. Fusseln, Pflastersteine, Ampeln, Gedankenreihen)
Ordnungszwänge	„Gefühl", dass etwas nicht stimmt, oft keine klar zu fassenden inhaltlichen Gedanken	Verhalten, um extreme Symmetrie/Genauigkeit herzustellen

Welchen Einfluss hat die Zwangsstörung auf das Leben Betroffener?

Das Ausmaß, zu dem die Zwangsstörung das Leben der Betroffenen beeinflussen kann, variiert leicht bis sehr stark. Das hängt u.a. davon ab, wie schwer ausgeprägt die Störung ist, wie früh sie beginnt und ob Zwangshandlungen und -gedanken vor anderen Personen versteckt werden können. Manchmal sind Betroffene nicht mehr in der Lage, ihrer Arbeit nachzugehen oder die Schule oder Universität zu besuchen. Nicht selten treten parallel auch noch andere Störung auf, wie z.B. Depression oder Angststörungen.

Häufigkeit der Störung

Die Zwangsstörung ist nicht so selten, wie viele zunächst denken: Ungefähr 1 bis 2 % der Allgemeinbevölkerung leiden mindestens einmal in ihrem Leben an dieser Störung. Gegebenenfalls sind es auch noch mehr Betroffene, weil viele aus Scham versuchen, die Symptome zu verheimlichen.

Informationen für Betroffene 3/3

In welchem Alter beginnt die Zwangsstörung?

Zwangsstörungen manifestieren sich meist zwischen dem 20. und 25. Lebensjahr. Erste Symptome treten jedoch häufig schon in der Kindheit oder Jugend auf. Zwangsstörungen verlaufen außerdem oft chronisch. Während in der Kindheit eher mehr männliche als weibliche Personen betroffen sind, ist die Geschlechterverteilung im frühen Erwachsenenalter vergleichbar und kehrt sich später um.

Welche Möglichkeiten gibt es, Zwangsstörungen zu behandeln?

Mittlerweile existieren mehrere psychotherapeutische Behandlungsmöglichkeiten, die auch wissenschaftlich auf ihre Wirksamkeit hin überprüft wurden. Besonders die Kognitive Verhaltenstherapie (KVT) konnte ihre Wirksamkeit belegen und ist deshalb weit verbreitet. Die Therapie umfasst Elemente wie das Erarbeiten eines Störungsmodells, kognitiven Interventionen und die Exposition mit Reaktionsverhinderung. Außerdem ist der Einsatz von Psychopharmaka, v. a. Serotoninwiederaufnahmehemmer (SSRI), eine Behandlungsoption, die am besten jedoch in Kombination mit einer KVT angewendet werden sollte.

Informationen für Angehörige 1/3

Wie äußert sich eine Zwangsstörung?

Von einer Zwangsstörung spricht man, wenn Betroffene überdeutlich häufig und stark Zwangsgedanken und/oder -handlungen durchführen. Zwangsgedanken sind Ideen, Vorstellungen oder Impulse, die sich den Betroffenen aufdrängen und fast immer quälend sind, weil sie beängstigend, scham- oder ekelbesetzt sind. Sie werden meist als sinnlos erlebt und Betroffene versuchen oft erfolglos, Widerstand gegen diese Gedanken zu leisten, indem sie sie ignorieren, unterdrücken oder mithilfe anderer Gedanken oder Handlungen verdrängen.

Zwangshandlungen hingegen sind wiederholte, beabsichtigte beobachtbare Verhaltensweisen oder gedankliche Handlungen, die häufig auf Zwangsgedanken folgen und strengen Regeln folgen (beispielsweise müssen Betroffene zehnmal den Rosenkranz beten und dabei nicht unterbrochen werden) bzw. in stereotyper Form ausgeführt werden (die Hände müssen beispielsweise immer einer gewissen Routine folgend gewaschen werden). Zwangshandlungen dienen meist dazu, Unbehagen zu reduzieren oder schreckliche Ereignisse unwirksam zu machen oder sogar zu verhindern. Die Betroffenen sehen im Allgemeinen ein, dass ihr jeweiliges Verhalten übertrieben oder unvernünftig ist. Dennoch führen nicht adäquat durchgeführte oder beendete Zwangshandlungen meist zu einem Anstieg der Anspannung.

Für Sie als Angehörige oder Angehöriger kann besonders auffällig sein, dass die oder der Betroffene mehr Zeit für bestimmte Handlungen benötigt, da diese den strikten Regeln folgen müssen. Des Weiteren kann auffallen, dass die Betroffenen meist eher wenig spontan und flexibel sind.

Auswirkung der Zwangsstörung auf Angehörige

Die Auswirkungen einer Zwangsstörung können für Sie als Angehörige bzw. Angehöriger sehr gewichtig sein. Einerseits kann es Sie auf Dauer ärgern, Ihre Angehörige oder Ihren Angehörigen wiederholt zu beruhigen und die Betroffene bzw. den Betroffenen ständig absichern zu müssen, d. h. unter anderem durch Rückfragen in die Zwangshandlungen eingebunden zu werden (z. B. „Habe ich die Türe wirklich abgeschlossen?“). Andererseits sind Sie es vielleicht leid, häufig zu spät zu kommen, da die Zwangshandlungen der oder des Betroffenen so viel Zeit in Anspruch nehmen. Es kann ebenfalls schwer sein, Außenstehenden immer wieder erklären zu müssen, wieso Sie allein kommen, weil sich Ihre Angehörige bzw. Ihr Angehöriger nicht dazu in der Lage sieht, mitzukommen. Es wird für Sie wahrscheinlich sehr schmerzhaft sein, zusehen zu müssen, wie belastet Ihre Angehörige oder Ihr Angehöriger ist und teilweise vielleicht noch mit anderen psychischen Störungen kämpft. Vielleicht haben Sie schon lange gefühlt, dass es ein Problem gibt, aber Sie konnten es nicht genau identifizieren. Zudem sind die Betroffenen sehr oft peinlich berührt von ihren Zwängen. Aus diesem Grund vertrauen sie sich nur wenige anderen Menschen – nicht mal ihren engsten Angehörigen – wirklich an.

Informationen für Angehörige **2/3**

Wie kann den Betroffenen professionell geholfen werden?

Mittlerweile existieren mehrere psychotherapeutische Behandlungsmöglichkeiten, die auch wissenschaftlich auf ihre Wirksamkeit hin überprüft wurden. Besonders die Kognitive Verhaltenstherapie (KVT) konnte ihre Wirksamkeit belegen und damit bereits vielen Betroffenen helfen. Am effektivsten scheint eine Kombination aus medikamentöser Behandlung mit Antidepressiva, v.a. Serotoninwiederaufnahmehemmer, und KVT.

Wenn Sie dieses Informationsblatt in den Händen halten, wird Ihre Angehörige bzw. Ihr Angehöriger wahrscheinlich bereits eine Psychotherapie begonnen haben oder steht kurz davor. Sollte das nicht der Fall sein, haben Sie vermutlich den Wunsch, sie oder ihn dazu zu motivieren. Dies kann sich sehr schwierig gestalten, da es die Beziehung belasten und dazu führen kann, dass die Diskussion dieses Themas komplett verweigert wird. Im folgenden Abschnitt finden Sie einige Tipps, wie Sie das Thema vorsichtig anschneiden können. Darüber hinaus sind gibt es auch einige Tipps zum hilfreichen Umgang mit Ihren Angehörigen.

Was können Sie als Angehörige bzw. Angehöriger tun?

Zunächst ist es wichtig, zu verstehen, dass das Aufsuchen von psychotherapeutischer Unterstützung stark mit Angst besetzt sein kann, weil Betroffene oftmals zunächst nicht einschätzen können, was in einer Therapie passiert. Es ist also viel Geduld und eine Betonung der eigenen Entscheidung für die Aufnahme einer Therapie gefordert. Unterstreichen Sie vor allem, wie die oder der Betroffene hinsichtlich ihrer bzw. seiner Zwangsgedanken und -handlungen von einer Behandlung profitieren könnte. Versuchen Sie, eine gute Zuhörerin bzw. ein guter Zuhörer zu sein: Das kann schon helfen, dass Ihre Angehörige oder Ihr Angehöriger sich verstandener fühlt. Versuchen Sie zudem, zu akzeptieren, dass es bei einer Zwangsstörung bessere und weniger gute Tage gibt, und wählen Sie den Tag, an dem Sie die Idee der Behandlung ansprechen, entsprechend. Diese Zurückhaltung sollten Sie allerdings ablegen, wenn Ihre Angehörige bzw. Ihr Angehörigen beginnt, über Suizidgedanken und -pläne zu sprechen, bzw. wenn Sie Grund zu der Annahme haben, dass Ihre Angehörige oder Ihr Angehöriger suizidal ist: Nehmen Sie dies ernst und suchen Sie gemeinsam sofort professionelle Hilfe auf.

Im Alltag sollten Sie versuchen, Hilfsbereitschaft zu signalisieren und mit der bzw. dem Betroffenen abzusprechen, wie Sie sie oder ihn am besten unterstützen können. Versuchen Sie, Ihr eigenes Verhalten gegenüber Ihrer Angehörigen oder Ihrem Angehörigen zu reflektieren: Reagieren Sie zunehmend ärgerlich oder versuchen Sie, der oder dem Betroffenen alles abzunehmen? Versuchen Sie, eine Balance zu finden, die auch für Sie tragbar ist. Besonders wichtig ist, dass Sie mit der oder dem Betroffenen absprechen, dass Sie das Rückversichern bezüglich der Zwänge (d.h. die beruhigende Versicherung, dass der Herd

Informationen für Angehörige 3/3

ausgeschaltet oder dass auf dem Nachhauseweg niemand angefahren wurde) in Zukunft unterlassen werden. Auch sollten Sie nach Absprache mit der oder dem Betroffenen ihre bzw. seine Rituale (z.B. das Übernehmen der Kontrolle von eingesteckten/verkabelten Geräten) und Zwangsgedanken sowie Zwangshandlungen nicht unterstützen, da es die Symptomatik aufrechterhält.

Denken Sie bitte daran, dass Sie nicht an der Störung Ihrer bzw. Ihres Angehörigen schuld sind. Vielleicht kann es für Sie hilfreich sein, sich selbst Hilfe zu suchen, da es sehr schmerzhaft sein kann, einen geliebten Menschen in seinem Leid beobachten zu müssen. Denken Sie daran, dass Sie nicht Ihr eigenes Glück opfern müssen. Versuchen Sie, auf sich selbst zu achten und sich etwas Gutes zu tun. Wenn Sie gesund und zufrieden sind, haben Sie wieder mehr Kraft, Ihre Angehörige oder Ihren Angehörigen zu unterstützen.

Modell der Zwangsstörung

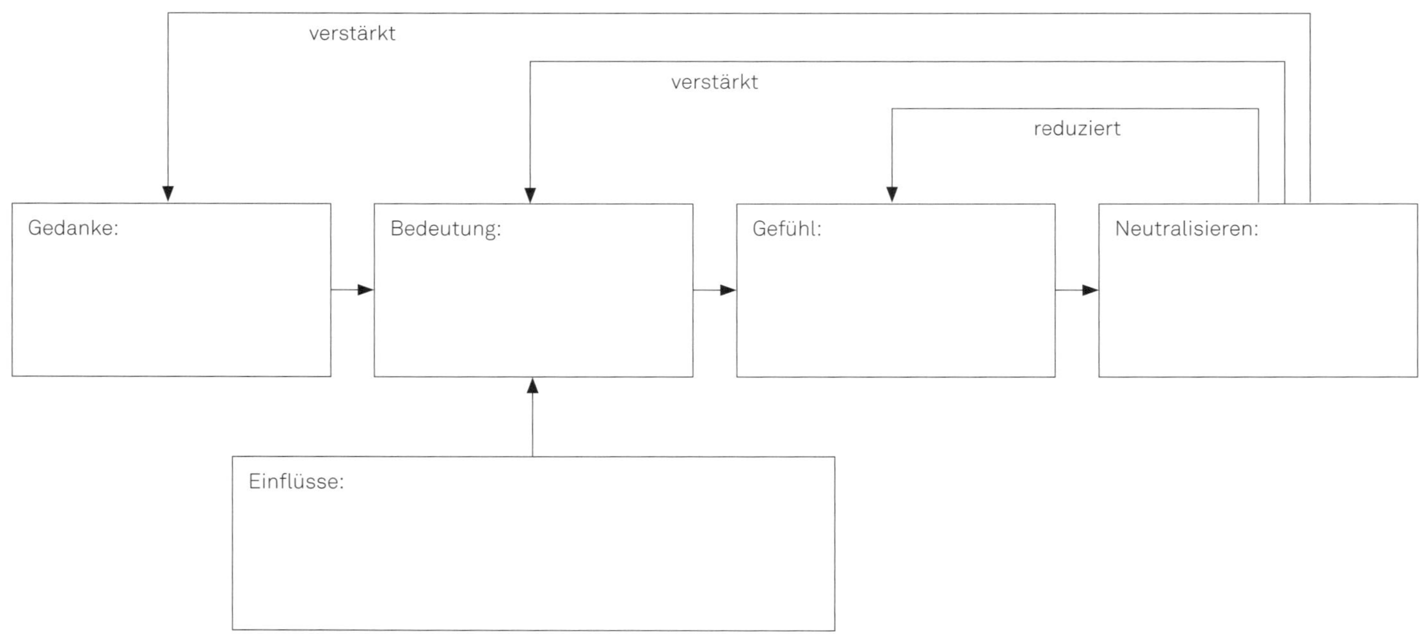

Symptomprotokoll

Wann? Situation (evtl. Auslöser)?	Zwangsgedanke	Bedeutung	Gefühl	Gegenmaßnahme

Vorbereitung der Exposition mit Reaktionsverhinderung

1. Spezifische Expositionssituation

Um welche Situation (Szenarium) geht es?

Was verursacht mir den größten Stress?

Welches Sicherheits-/Vermeidungsverhalten wende ich üblicherweise an?

2. Erfassung von Gedanken

Negative Gedanken und Vorhersagen:

Alternative Gedanken/Sichtweisen:

3. Expositionsziele und Erfolgskriterien

Was sind die Ziele? Wie bzw. worin zeigt sich der Erfolg?

Selbstinstruktionen für die Durchführung der Exposition mit Reaktionsverhinderung

Ich suche Situationen auf, vor denen ich Angst habe. Ziel dabei ist, dass ich die Angst aushalte.

Während der Exposition unterlasse ich alles Vermeidungsverhalten. Ich konzentriere mich nur auf das, was um mich herum wirklich passiert.

Ich unterdrücke die körperlichen Angstsymptome nicht! Ich versuche eher, mich auf die Symptome zu konzentrieren und sie noch stärker zu machen.

Ich verdränge keine Gedanken, die die Angst verstärken. Stattdessen sage ich sie ganz bewusst vor mich hin und durchdenke sie, damit die Angst steigt.

Ich gebe der Angst Zeit, vorbeizugehen. Ich bekämpfe meine Angst nicht. Ich laufe nicht davon. Ich akzeptiere meine Angst.

Ich beobachte, wie meine Angst zurückgeht. Es kann sein, dass ich bestimmte Körperempfindungen (z. B. Brustschmerzen) noch länger spüre als die Angst. Wichtig ist, dass die Angst am Ende der Übung merklich weniger geworden ist.

Meine Schamgefühle und Ekel werden vermutlich nicht zurückgehen – das ist ganz normal und wird später gesondert bearbeitet. Hier geht es um meine Angst.

Ich verlasse die Situation erst, wenn die Angst wirklich abgenommen hat.

Es kommt darauf an, zu lernen, mit der Angst umzugehen, und nicht, sie zu vermeiden.

Wenn ich die Übung aus irgendwelchen Gründen abbrechen muss, bevor die Angst deutlich weniger geworden ist, wiederhole ich sie so schnell wie möglich.

Ich belohne mich dafür, dass ich die Angst ausgehalten habe.

Nachbesprechung der Exposition

Angst/Anspannung

Einschätzung der Angst/Anspannung auf einer Skala von 0 bis 100:

anfangs: __________ nach der Hälfte: __________ am Ende: __________

Bewertung der Fortschritte

Wurden die festgelegten Ziele und Erfolgskriterien erreicht?

____

____

____

____

____

Haben sich die negativen Gedanken und Vorhersagen bewahrheitet?

____

____

____

____

____

Wenn nicht, was bedeutet das für mich? Was wurde gelernt?

____

____

____

____

____

Wie belohne ich mich für die Anstrengung und den Erfolg?

____

____

____

____

____

Gedankenprotokoll

Wann (Datum, Uhrzeit)	Situation und Intrusion	Gefühl	Stärke des Gefühls	Interpretation	Pro Interpretation	Kontra Interpretation